Barbara Ahr
Iris Augsburger Kuenzi
Annick Maringer-Zimmer

Schwimmen mit Babys und Kleinkindern

Die Autorinnen:

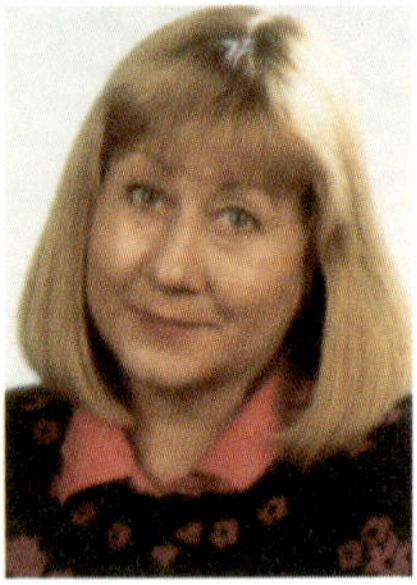

Diplom-Medizin-Pädagogin Barbara Ahr kann auf viele Jahre Erfahrung als Lehrkraft für Physiotherapeuten und Sportphysiotherapeuten sowie umfassende Dozententätigkeit zurückblicken. Aufgrund der Erfahrungen mit ihrem Sohn Benjamin Ende der 70er Jahre entwickelte sie den Kurs zum Babyschwimmen, dann folgte das Kleinkinderschwimmen; beides wurde bald in Buchform gebracht. Ebenfalls im TRIAS Verlag erschien ihr Buch »Wie Sie Ihr Baby mit sanfter Massage verwöhnen«. Diese Ratgeber wurden in zahlreiche Sprachen übersetzt. Barbara Ahr ist außerdem journalistisch tätig.

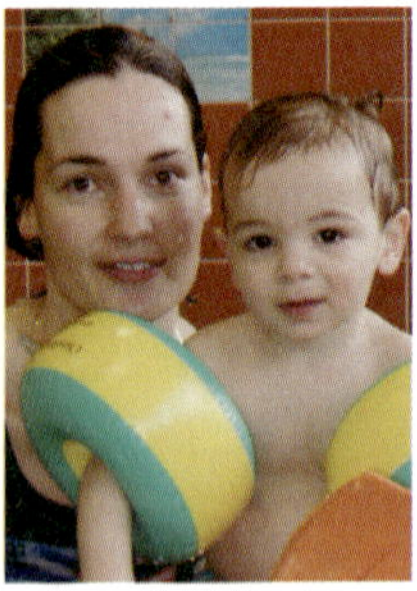

Iris Augsburger Kuenzi stammt aus einer Schwimmer-Familie in der Schweiz und arbeitete lange Zeit als Schwimmlehrerin und Wasserfitness-Instruktorin. Nach der Geburt ihres ersten Sohnes begann sie mit der Durchführung von Babyschwimmkursen. Heute nehmen etwa 1000 Babys pro Woche an ihren und den Kursen ihrer Mitarbeiterinnen teil. Damit ist sie europaweit der größte Anbieter von Babyschwimmkursen im professionellen Rahmen.

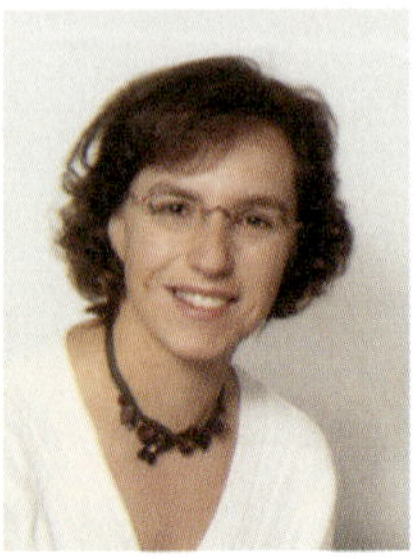

Annick Maringer-Zimmer ist Mutter von zwei Kindern und Sportlehrerin. Sie führt seit 1995 erfolgreich Baby- und Kleinkindschwimmkurse in Luxemburg durch.

Barbara Ahr
Iris Augsburger Kuenzi
Annick Maringer-Zimmer

Schwimmen mit Babys und Kleinkindern

- Noch mehr Spaß im Wasser für Sie und Ihr Kind

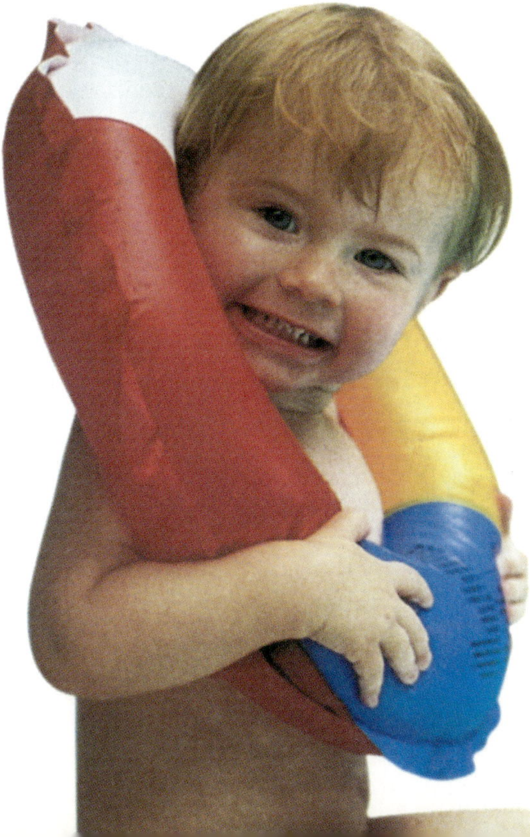

TRIAS

Bibliografische Information Der Deutschen Bibliothek
Die Deutsche Bibliothek verzeichnet diese Publikation in der Deutschen Nationalbibliografie; detaillierte bibliografische Daten sind im Internet über http://dnb.ddb.de abrufbar.

Umschlaggestaltung:
Cyclus · Visuelle Kommunikation, Stuttgart

Zeichnungen:
Christine Lackner-Hawighorst, Ittlingen.

Programmplanung:
Sibylle Duelli

Umschlag vorn: Corbis; hinten: Zefa
Barbara Ahr: 40, 42, 45, 48, 51, 53, 56, 67, 70, 84, 85, 89, 93, 100;
Heidi Velten, Leutkirch-Ausnang: S. 3, 12, 14, 18, 19, 23, 24, 27, 29, 39, 44, 47, 49, 62, 66, 71, 75, 78, 87, 91, 95, 90, 105, 107, 109;
Ruedi Omlin: S. 31, 34, 36, 65, 72, 108;
Beuting: S. 10, 33, 55, 60, 98, 102, 113
Christian Sarti: S. 112

Gedruckt auf chlorfrei gebleichtem Papier

Printed in Germany
Satz: Fotosatz H. Buck, Kumhausen
Druck: Westermann-Druck, Zwickau

ISBN 3-8304-3243-7 1 2 3 4 5

Zu diesem Buch

Liebe interessierte Eltern,

seit 1978 leite ich Kurse, zuerst nur für Babyschwimmer und seit 1989 auch für Kleinstkindschwimmer. Ich habe Babyschwimmen maßgeblich und Kleinstkindschwimmen selbstständig entwickelt. Daher nennt man mich auch die Mutter des Babyschwimmens. Hierzu war mir mein Wissen sowohl als Lehrkraft an einer Schule für Physiotherapeuten wie auch als Diplom-Medizin-Pädagogin hilfreich.

In dieser 4. Auflage möchte ich junge Kolleginnen zu Wort kommen lassen, die Ihnen ihre eigenen innovativen Ideen und Erfahrungen nahe bringen sollen. Beide sind in ihrer Art und im Umgang mit ihren Kursen völlig unterschiedlich.

Iris Augsburger-Kuenzi aus der Schweiz leitet heute ein mittelständisches Unternehmen. Sie ist die größte Anbieterin von Babyschwimmkursen in der Schweiz und sogar in Europa. Trotz der Größe des Unternehmens hat

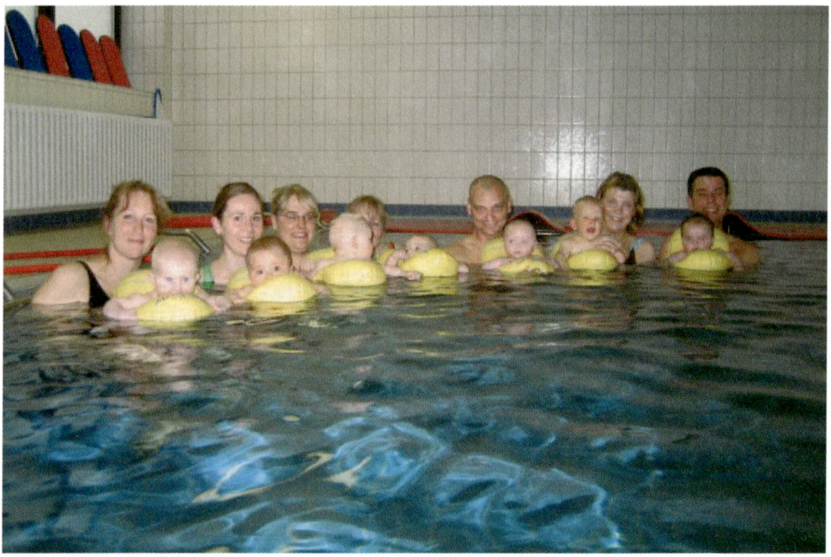

Gemeinsames Erleben im Wasser stärkt die Eltern-Kind-Beziehung

sie die Individualität jedes Babys noch nicht aus dem Auge verloren. Bewundernswert ist, wie sie alles unter einen Hut bekommt: die vielen Eltern, von denen zurzeit 1000 in der Woche in der Schweiz in ihren Kursen schwimmen; die vielen Kursleiterinnen und ein Kursleiter und nicht zu vergessen ihre eigenen drei Kinder.

Annick Maringer-Zimmer dagegen – bei mir ausgebildet – arbeitet klein aber fein im Olympiabad in Luxemburg und ist dort die einzige Anbieterin von Babyschwimmkursen. Nächstes Jahr feiert sie ihr 10-jähriges Jubiläum. Sie ist besonders behutsam mit allen Babys und hält zurzeit den rekordverdächtigen ersten Platz mit der jüngsten bekannten Freischwimmerin, die aus einem ihrer Babyschwimmkurse hervorgegangen ist.

Viel Freude beim Lesen und Nachmachen wünscht

Barbara Ahr

Erklärung des Symbols

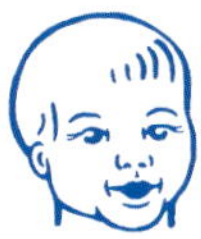

Um Ihnen den Überblick und das Auffinden bestimmter inhaltlicher Elemente zu erleichtern, verwenden wir in diesem Buch ein Symbol.

Das Kindergesicht kennzeichnet Gruppenspiele und -übungen bzw. Einzelübungen, die sich auch als Gruppenaktivitäten durchführen lassen.

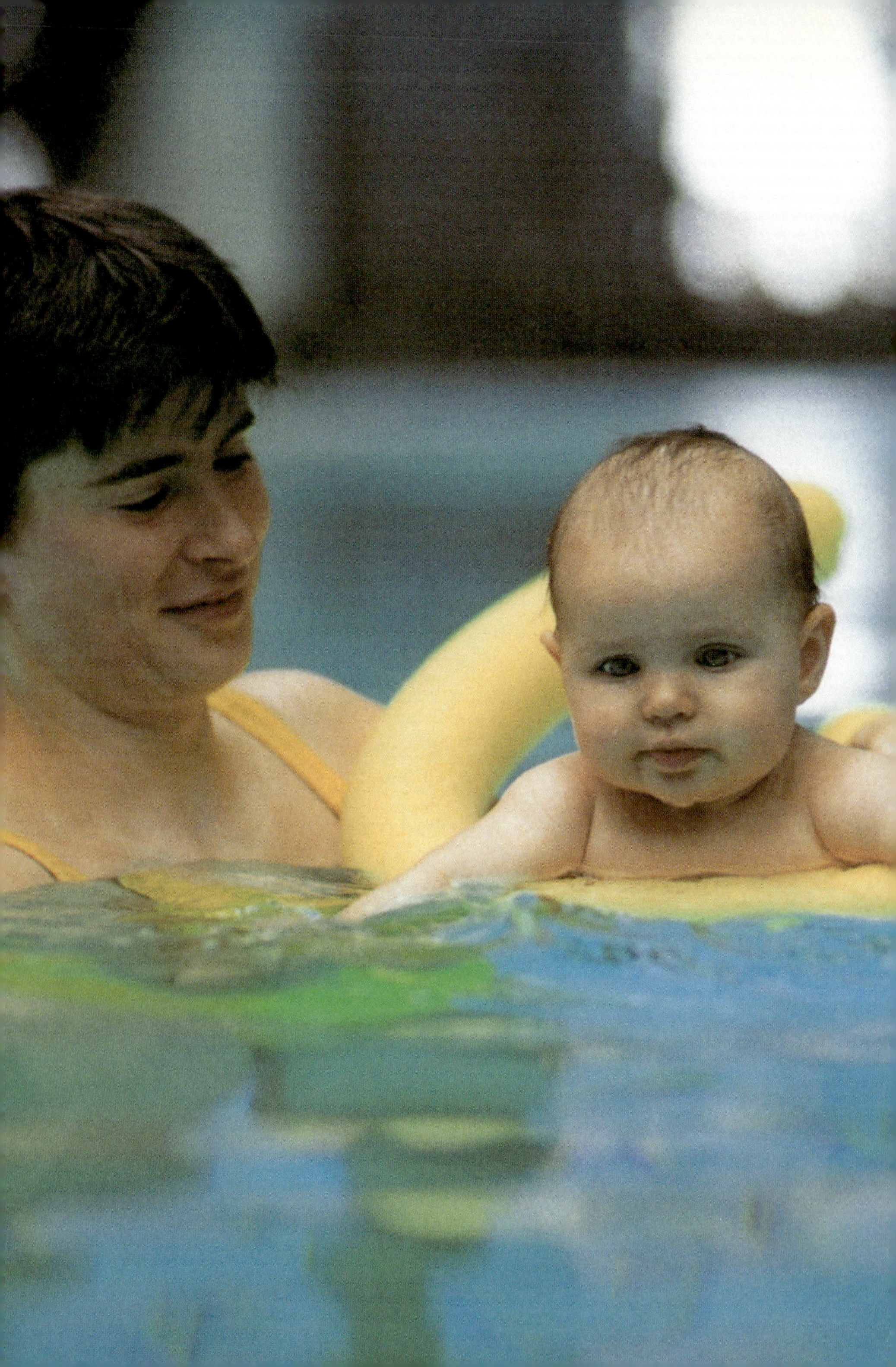

Ein Kurs für Babys bis 12 Monate

»Muss mein Baby denn schon schwimmen lernen?«, fragen Sie sich vielleicht. »Nein, muss es nicht«, lautet die Antwort. Beim Babyschwimmen, wie es hier vorgestellt wird, geht es nämlich um viel mehr: Die Säuglinge erfahren im Wasser eine enorme Erweiterung ihrer »an Land« ja noch recht beschränkten Bewegungsmöglichkeiten. Sie machen im Wasser Körpererfahrungen, die Nicht-Baby-Schwimmern verschlossen bleiben. Und da gerade im 1. Lebensjahr körperliche und geistige Fortschritte eng miteinander verknüpft sind, entwickeln sich Babyschwimmer erwiesenermaßen besser. Das wichtigste Argument für das Babyschwimmen ist jedoch ein anderes: nämlich der Spaß, den die Kleinen im Wasser haben!

Ziele des Babyschwimmens

Im Vordergrund sollte immer die Freude des Babys stehen, sich frei zu bewegen, Körperkontakt mit den Eltern aufzunehmen, Kommunikation mit anderen Kindern zu haben und eigene Erfahrungen zu sammeln.

In diesem Zusammenhang ist es wichtig, wie die Eltern auf ihr Kind reagieren, wie sie den Kontakt zu ihm intensivieren, wie sie ihm Hilfe, Aufmerksamkeit, viel Geduld und vor allem Lob entgegenbringen.

Die Babys genießen den Aufenthalt im Wasser mit ihren Eltern. Hier erleben Eltern und Kind etwas Gemeinsames: Halt geben und gehalten werden. Kind und Mutter oder Vater nehmen engen Körperkontakt auf.

Beim Babyschwimmen lernt man auch andere Eltern und Babys kennen und kann gemeinsam die entspannende Umgebung des warmen Wassers genießen.

Sie sollten jedoch keinen falschen Ehrgeiz entwickeln: Es handelt sich um keinen Kinderschwimmkurs mit Zertifikaten und Abzeichen.

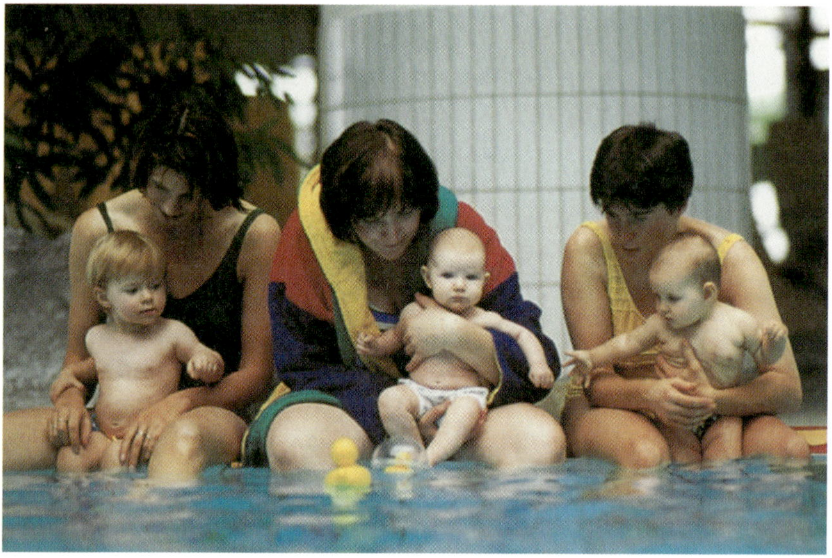

Kinder und Erwachsene genießen die sozialen Kontakte

Wichtig ist es, den Bewegungsanreiz zu nutzen, den nur das Wasser den Babys bietet, und gleichzeitig die auf Bewegungs- und Berührungsfreude beruhenden Kontakt- und Entfaltungsmöglichkeiten auszuschöpfen.

Sinn und Nutzen des Babyschwimmens

Das Babyschwimmen ist zugleich auch eine Elternschule, die Ihnen einen intensiven Zugang zu Ihrem Kind ermöglicht und Ihnen Gelegenheit gibt, die gesamte Entwicklung Ihres Kindes zu fördern.

Alter der Babyschwimmer

Normalerweise bewegt sich ein Säugling erst im Alter von einem halben Jahr frei und selbstständig fort. Das Babyschwimmen eröffnet diese Möglichkeit schon früher. Bereits ab der 6. bis 7. Lebenswoche kann man mit dem Schwimmen beginnen. Diese frühzeitige Anregung zur Bewegung wirkt sich nachweislich positiv auf die vielfältigen, noch zu entwickelnden Fähigkeiten des Kindes aus.

Auch wenn mit dem Babyschwimmen erst begonnen wird, wenn das Baby schon krabbeln kann, vergrößert sich sein Aktionsradius im Vergleich mit Gleichaltrigen wesentlich.

Warum schon so früh?

Der Säugling ist mit einer Reihe von Schutzreflexen und -reaktionen ausgestattet, die zu einem gewissen Teil im Laufe des 1. Lebensjahres verschwinden. Dazu gehört auch der so genannte Atemschutzreflex: Wenn Wasser die äußeren Atemwege (Mund/Nase) benetzt, wird bei gesunden Kindern die Atmung blockiert: Es gelangt also kein Wasser in die Lungen. Dies bietet jedoch keinen absoluten Schutz vor normalem Verschlucken. Sollte sich das Kind verschlucken – und das passiert immer wieder einmal –, klopft man ihm ein paar Mal auf den Rücken und redet ihm ruhig und sanft zu; so wird das unangenehme Gefühl schnell verschwunden sein. (Aus »Werkstattberichte des Bundesministers für Bildung und Wissenschaft«)

Es ist heute unbestritten, dass die körperliche und die geistige Entwicklung eng zusammenhängen, ja sich gegenseitig bedingen bzw. begünstigen. Da die Babyschwimmer schon früh über einen beachtlichen räumlichen Aktionsradius verfügen, sammeln sie auch schon sehr zeitig Erfolgserlebnisse und Erfahrungen, die gleichaltrigen Nicht-Babyschwimmern verwehrt bleiben – und dieses Vertrauen in die eigenen körperlichen Fähigkeiten wirkt sich natürlich auch positiv auf die geistige und soziale Entwicklung des Kindes aus.

Dank einer langjährigen Studie der Kölner Professorin Diem schon in den 70er Jahren steht fest, dass Babyschwimmer eine höhere Intelligenz aufweisen. Fazit dieser Studie: Die »Wasserratten« entwickelten sich deutlich besser als Nichtschwimmerkinder. Sie passten sich rascher veränderten Situationen an, konnten sich länger konzentrieren und absolvierten sogar Intelligenztests erfolgreicher. Am besten schnitten Kinder ab, die schon im 3. Lebensmonat »schwimmen« gelernt hatten.

Dauer des Badeaufenthalts

Beim ersten Mal beginnen Sie je nach Wassertemperatur mit ca. 20 bis 30 Minuten. Dann steigern Sie die Dauer des Aufenthalts im Wasser ständig, solange Sie das Gefühl haben, dass das Kind Freude an der Bewegung im Wasser verspürt. Wenn Sie sich nach der Aktivität und Freude Ihres Kindes richten, werden Sie niemals einen Fehler machen.

Babyschwimmen, eine Wohltat für Körper, Geist und Seele

Durch Babyschwimmen werden Säuglinge von Anfang an in ihrer Entwicklung gefördert. In erster Linie sollen Babyschwimmer an der Bewegung im Wasser Spaß haben – welche weiteren positiven Auswirkungen das Babyschwimmen hat, verrät Ihnen die folgende Übersicht.

A. Förderung der körperlichen (motorischen) Entwicklung
- Babyschwimmer lernen, ihre Bewegungen besser zu steuern und zu koordinieren.
- Babyschwimmer verfügen schon sehr früh über einen beachtlichen Aktionsradius.

- Babyschwimmer entwickeln ein besseres Gleichgewichts- und Körpergefühl.

B. Förderung der geistigen (kognitiven) Entwicklung
- Babyschwimmer weisen eine erhöhte Konzentrationsfähigkeit auf.
- Babyschwimmer zeichnen sich durch Fantasie und Kreativität aus.
- Babyschwimmer absolvieren Intelligenztests erfolgreicher als Nicht-Babyschwimmer.
- Babyschwimmer zeigen erhöhtes Reaktionsvermögen.

C. Förderung der zwischenmenschlichen (sozialen) Entwicklung
- Babyschwimmer sind kontaktfreudig, gehen auf andere zu.
- Babyschwimmer zeichnen sich durch Zielstrebigkeit, Selbstständigkeit, Selbstbewusstsein und Vertrauen in die eigene Leistungsfähigkeit aus.
- Babyschwimmer lassen sich leichter zu Leistungen motivieren.
- Babyschwimmer stellen sich schnell auf ungewohnte oder unbekannte Situationen ein.

Babyschwimmen auf Luxemburgisch

Baby- und Kleinkindschwimmen in Luxemburg unterscheidet sich etwas von dem in Deutschland. Da die »Barbara-Ahr-Methode« erst seit 1995 in Luxemburg bekannt ist, wurde sie zu Beginn wegen ihrer Tauchübungen mit viel Skepsis betrachtet. Deshalb wurde das Tauchen kürzer gestaltet und nicht gleich zu Beginn geübt. All dies wurde von den Babys sehr gut angenommen, und so war die Skepsis der jungen Eltern sehr schnell beseitigt. Die Methode von Frau Ahr konnte Fuß fassen.

Da es in Luxemburg aber sehr viele Nationalitäten gibt, ist es gut möglich, dass in einem Kurs mit 12 Babys zehn verschiedenen Nationalitäten angehören. Obwohl alle Kurse dreisprachig sind, ist es dennoch nicht möglich, z.B. Kennenlernlieder oder gemeinsame Spiele einzusetzen. Viele Übungen muss man also ohne Singen oder Kommunikation unter den Eltern durchführen. Für neu zugereiste Familien ist das Babyschwimmen aber auch ein gutes Sprungbrett, um in einem »fremden Land« neue Kontakte zu knüpfen.

Selbstretten und größerer Aktionsradius

Die Babys sollten nach längerem Üben in der Lage sein, sich selbst zu »retten«, d.h. ein bestimmtes Ziel anzusteuern – Mutter, Vater oder auch eine andere Person, den Beckenrand, den Schwimmring – und sich daran festzuhalten. Die Zeit bis zum Erlernen des »Selbstrettens« ist unterschiedlich lang. Ich habe schon Kinder erlebt, die nach 10 Übungsstunden dazu in der Lage waren – dies ist jedoch die Ausnahme. Die meisten Babys brauchen aufgrund der bei den meisten Kindern auftretenden Angstphasen wesentlich länger. Nach meiner Erfahrung sind es mindestens 20 bis 30 oder mehr intensive Stunden – ohne die Phasen zu zählen, in denen sie keine Lust haben oder Rückschritte machen, was auch ganz normal ist. Allerdings gibt es niemals eine Garantie, dass ein Kind, das das »Selbstretten« eigentlich beherrscht, im »Ernstfall« auch tatsächlich so handelt.

Außer dem »Selbstretten« lernen die Kinder im Babyschwimmen sehr früh, ihren Aktionsradius zu vergrößern. Durch das frühzeitige Training werden Muskel- und Bindegewebe gekräftigt, übermäßiges Fettgewebe wird abgebaut. Babyschwimmer sind Gleichaltrigen erwiesenermaßen grobmotorisch voraus. Das Babyschwimmen ist eine Möglichkeit der intensiven Zuwendung (idealerweise beider Elternteile) zum Kind. Und nicht zuletzt ergeben sich beim Babyschwimmen viele nette Kontakte zu anderen Eltern und ihren Kindern.

Ob mein Kind auch Lust hat?

Nicht alle Kinder sind jedes Mal gleich gut gelaunt und mögen immer gerne baden. Manche Kinder bedürfen zunächst der Ruhe, um sich auf das neue Element einzulassen! Man sollte deshalb darauf achten, zu einer

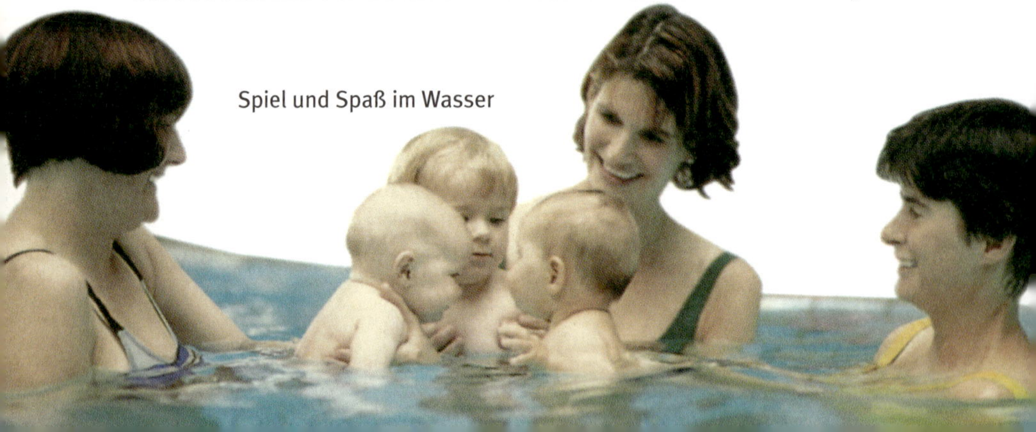

Spiel und Spaß im Wasser

Zeit ins Schwimmbad zu gehen, zu der es keinen großen Trubel gibt. Eltern mit empfindlichen oder auch ängstlichen Kindern biete ich an, schon vor Kursbeginn zu mir zu kommen. Später werden sie dann in die Gruppe integriert. Ansonsten brauchen Sie als Eltern nur weniges zu tun, damit Ihr Kind ein begeisterter Babyschwimmer wird: nämlich selbst gerne schwimmen gehen, nicht allzu ängstlich sein, die Übungen positiv aufnehmen und gemeinsam mit dem Kind in die Tat umsetzen.

Der positive Nebeneffekt: das Schwimmen

Es ist tatsächlich möglich, dass ein Kind im Alter von 20 Monaten, das regelmäßig an einem Babyschwimmkurs teilgenommen hat, sich schon einige Meter selbstständig über und unter Wasser fortbewegen kann. Wir nennen dies auch das Selbstretten. Das heißt, im Schwimmbad kann das so aussehen, dass das Kind freiwillig ins Wasser springt, sich zum nächsten Beckenrand retten und vielleicht sogar selber aus dem Becken steigen oder klettern kann.

Dieses hat aber nichts mit Schwimmen im realen Sinn zu tun. Denn ein Selbstretterbabyschwimmer kann sich einige Meter im Wasser fortbewegen, ohne aber z. B. 15 Minuten frei zu schwimmen.

Das richtige Schwimmen als positiver Nebeneffekt entwickelt sich aber ganz heimlich, und das Einzige, das Sie dazu beitragen können, ist, dass Sie Ihrem Kind das Element Wasser als eine natürliche Sache vermitteln.

Annick Maringer-Zimmer berichtet:

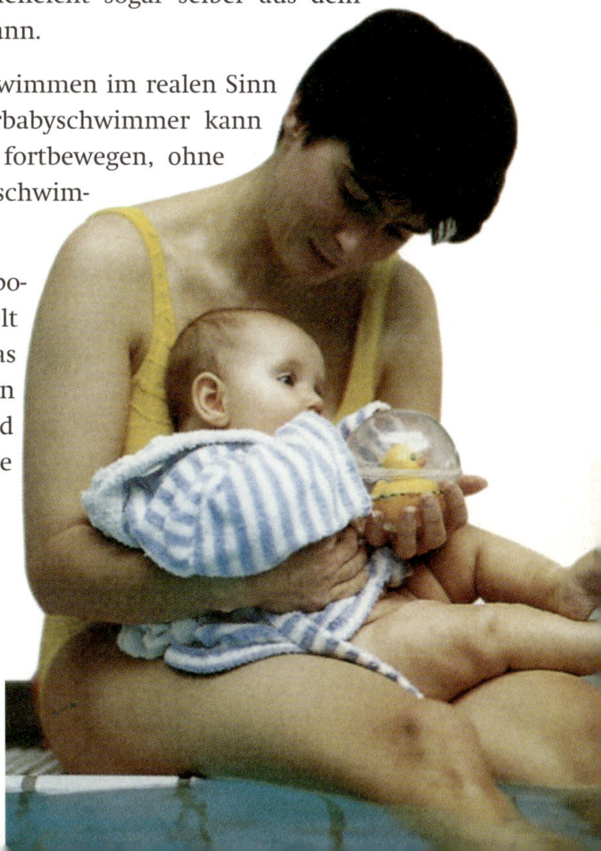

Mit etwas Geduld überwindet man anfängliche Scheu

»Ich hatte einmal eine sehr junge Mutter in meinen Kursen, und für sie war es selbstverständlich, dass alle ihre Kinder am Babyschwimmen teilnehmen. Ihr erstes Kind war schon sehr früh mit dem Element Wasser vertraut und auch das zweite Kind wurde im Alter von 6 Wochen von der sehr ruhigen und schon erfahrenen Mutter durch das Wasser bewegt. Ich merkte sehr schnell, dass dieses Kind ein wahres Kind des Wassers ist. Im Alter von 18 Monaten machte es dann mit Erfolg seine ersten Alleinretterversuche. Inzwischen kam das dritte Kind zur Welt, und die Mutter musste sich im Wasser sehr viel um das neue Baby kümmern. Das zweite Kind schwamm und spielte deshalb am Beckenrand für sich allein. Eines Tages bemerkte ich zufällig, dass es schon einige Minuten ohne Schwimmhilfe in der Mitte des Beckens ohne viele Bewegungen »schwamm«. Es hielt sich mit so wenig Kraftaufwand wie nur möglich über Wasser. Die Ohren waren im Wasser und man merkte, dass es diesen Zustand einfach genoss. Eine Woche später ist das Kind tatsächlich über 15 Minuten als Babyschwimmer im Wasser unterwegs gewesen. Im Alter von 25 Monaten hat es sich dann im 50 m-Becken freigeschwommen, ohne Zwang oder Ehrgeiz der Eltern.

Dass ein Kind sich mit 25 Monaten freischwimmt, darf aber nicht der Sinn des Babyschwimmens sein. Im Sinne des Babyschwimmens ist es aber, dass ein Kind sich selber aus einem Wasser retten kann. Wenn Mutter und Kind viel Spaß im Wasser haben, wenn die Chemie stimmt, wenn das Kind gut vertraut mit den Tauchübungen ist und wenn der Atemschutzreflex antrainiert ist, sollte dem Alleinretterversuch nichts mehr im Wege stehen.«

Hygiene im Wasser oder: Was zieht das Baby an?

Man kann das »kleine Geschäft« nicht verhindern, und das ist auch nicht schlimm, denn durch ausgewogene Chlor- oder Ozonzusätze im Wasser wird der Urin neutralisiert. Um zu verhindern, dass das »große Geschäft« ins Wasser gelangt, müssen die Kinder eine eng sitzende, an den Beinen gut abschließende »Badehose« tragen. Das kann ein Frotteehöschen sein: Allerdings darf es sich im Wasser nicht weiten. Kot im Wasser muss auf jeden Fall vermieden werden.

Die Gefahr einer Infektion aus dem Wasser war der Grund für anfängliche Vorbehalte der Kinderärzte gegenüber dem Babyschwimmen. Doch diese Sorge konnte in gut geführten Bädern entkräftet werden; Schwimm-Meister behaupten, das Wasser habe Trinkwasser-Qualität. Allerdings sollten die Veranstalter in Bädern, die Babyschwimmen durchführen, immer ein besonderes Augenmerk von den Gesundheitsbehörden erhalten. (Besorgte Eltern erkundigen sich häufig danach!) In jedem Fall jedoch ist es falsch, eine übermäßige Chlorung vorzunehmen, denn dies würde zu Schleimhautreizungen führen, die mir von meinen Babyschwimmern bisher jedoch nicht bekannt wurden.

Ein Tipp für Kursleiter: Geben Sie dem Schwimm-Meister bzw. dem Gesundheitsamt bekannt, dass in dem Bad Babyschwimmen stattfindet, so dass die Wasserqualität besonders streng überwacht werden kann.

Zur Wasserhygiene können Sie übrigens auch selbst beitragen, indem Sie bei einer Pilzerkrankung (bei Ihnen oder dem Kind) zeitweise auf die Teilnahme am Babyschwimmen verzichten.

»Art of Babyswimming«

Die Vorbereitung fängt bei ihnen zu Hause an. Zeigen Sie ihrem Kind schon einige Stunden im Voraus, wie sehr sie sich auf das gemeinsame Schwimmen freuen. Ihr Baby hat 9 Monate im Bauch der Mama mit viel Wasser um sich herum gelebt. Ihr Kind kann also keine Angst vor dem Wasser haben. Bitte, liebe Eltern, reden Sie dem Kind diese Angst nicht ein!

Eine positive Einstellung ist eine der wichtigsten Voraussetzungen fürs Babyschwimmen. Ein weiterer wichtiger Punkt ist die Zeit und die Ruhe, die man fürs Babyschwimmen braucht. Ich rate den Eltern immer, sie sollen vom Parkplatz bis zum Beginn des Kurses 30 Minuten einrechnen. Gestresste Eltern sind der größte Lusthemmer fürs Babyschwimmen.

Befreien Sie in der Eingangshalle des Schwimmbades Ihr Kind gleich von den dicksten Kleidern, da die Raumtemperatur in einem Schwimmbad meistens um die 28 Grad beträgt. Eine gleich hohe Außentemperatur finden wir in unseren Breiten doch eher selten. In der Umkleidekabine ziehen Sie Ihr Baby/Kleinkind bis auf Unterwäsche und Windel aus. Ein Tipp von mir: Erst kurz vor Badebeginn die Windel mit der Badehose wechseln. Sie und Ihr Kind sind jetzt im Badedress.

Gehen sie nun mit dem Baby auf Ihrem Arm zu den Wasserbecken und halten einmal inne. Eine ganz neue Welt kommt jetzt auf ihr Kind zu. Geräusche, Raumatmosphäre, Licht usw. Jetzt ist Ihre positive Einstellung wieder gefragt. Sagen Sie auch dem kleinsten Baby, wo Sie sind und dass Sie jetzt gleich gemeinsam schwimmen gehen. Geben Sie dem Kind durch Ihre Stimme die Sicherheit, die es jetzt braucht.

Wenn Sie individuell zum Schwimmen gehen, suchen Sie sich einen ruhigen Platz am Becken, setzen sich mit ihrem Baby/Kleinkind an den Beckenrand und lassen Ihre Beine im Wasser baumeln (siehe Abb. Seite 23). Der Blick Ihres Kindes, das auf Ihrem Schoß sitzt, soll in Richtung Wasser gehen. Sie werden bemerken, dass Ihr Kind sich an Sie lehnen wird. Es sucht Ihre Nähe. Verweilen Sie so einige Zeit. Durch die Bewegung Ihrer Beine entstehen kleine Wellen und Lichtreflexionen auf dem Wasser. Schon nach wenigen Minuten wird das Baby Interesse an diesem neuen »Licht-Wellen-Spiel« bekommen. Jetzt wird es sich nach vorn lehnen und mit den Händen oder Füßchen versuchen, das Wasser zu berühren. Das ist das Zeichen, dass Ihr Kind für dieses neue Abenteuer bereit ist. Drehen Sie jetzt Ihr Kind wieder zu sich, nehmen Sie es auf den Arm und gleiten dann langsam mit ihm ins Wasser.

Im Wasser halten Sie Ihr Kind eine Zeit lang in den Armen und gehen mit ihm durchs Wasser. Wenn Ihr Kind dies genießt und es Ihnen mit einem Lächeln dankt, dann haben Sie ein kleines Kunststück vollbracht.

Startphase und Warm-up

Erster Kontakt mit dem Wasser

Mit Babys zwischen 6 Wochen und 3½ Monaten begibt man sich gleich, ohne zu duschen, langsam ins Wasser. Auf diese Weise umgeht man das Duschen, das eventuell mit Spritzwasser verbunden ist und das Baby zusätzlich irritieren könnte. Ab der 2. Stunde wird dann vor dem Eintritt ins Becken geduscht.

Mit älteren Babys setzt man sich in der 1. Stunde zunächst an den Beckenrand und wartet, bis das Kind Interesse am Wasser bekundet. Am besten setzt man das Baby dabei zwischen die Oberschenkel. So kann es mit dem Wasser spielen und die Umgebung und die neuen Personen in Ruhe und aus einer sicheren Position heraus beobachten. Dann bewegen wir unsere Beine im Wasser, beträufeln das Kind ab und zu mit etwas Wasser und beobachten seine Reaktion. Wenn Sie merken, dass das Baby auf Ihr Planschen eingeht und auch mit den Beinchen im Wasser zu

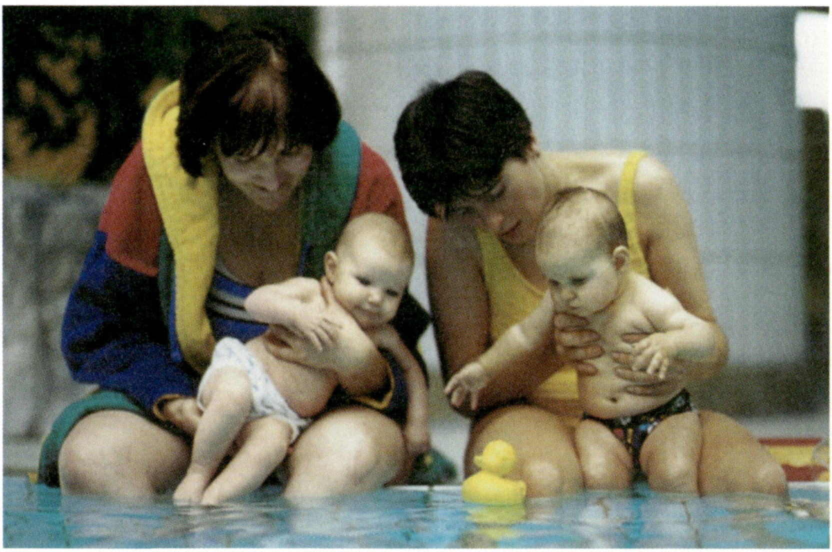

In Ruhe sollen sich die Babys an die ungewohnte Umgebung gewöhnen

strampeln beginnt, ist der Zeitpunkt zum Eintritt ins Schwimmwasser gekommen.

Wassergewöhnung

Langsam betreten wir mit dem Baby das »neue Element«, das für das Baby gar nicht so neu ist, da es ja bereits im Mutterleib von Wasser umgeben war. Diese erste Stunde können vorsichtige Eltern oder Kursleiter auch ganz der Wassergewöhnung widmen und die weiteren Übungen aufschieben.

Körperkontakt

Die Eltern sollten beim Betreten des Wassers und im Wasser engen, zärtlichen Körperkontakt mit ihrem Baby halten, um ihm Sicherheit zu vermitteln. Das Baby sollte bis zum Hals unter Wasser sein; tauchen Sie selbst mit dem Baby auf dem Arm entsprechend weit ein und bleiben Sie dabei in Blickkontakt. Ich erinnere meine »Schwimmeltern« immer daran, dass die Kinder im Babyschwimmen eher Fische als Vögel werden sollen. Die Babys frieren schnell, wenn man sie eintaucht und dann wieder aus dem Wasser hebt!

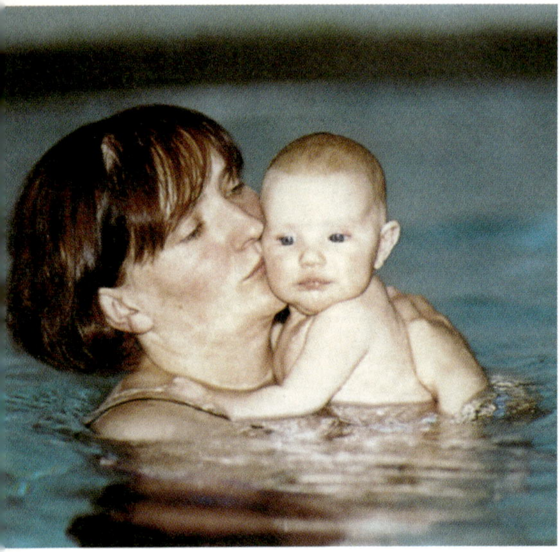

Gehen Sie im Wasser gemeinsam das ganze Becken ab. Wenn Sie sehen, dass etwas die besondere Aufmerksamkeit des Babys erregt, bleiben Sie stehen. Geben Sie ihm genug Zeit, um alles anschauen zu können. Liebkosen Sie Ihr Kind mit Wasser, lassen Sie das Wasser über Ärmchen und Rücken fließen, und wenn Sie mutig sind, sogar auch einmal über den Kopf und das Gesicht.

Der enge Körperkontakt der Mutter nimmt dem Baby die Scheu

Haltetechnik: Der Achselgriff

Ganz sicher haben Sie Ihr Kind »im Griff«, wenn Sie es unter den Achseln halten. Dabei schauen Sie sich gegenseitig an (nötigenfalls durch Kniebeuge auf gleiche Augenhöhe gehen); Sie nehmen den Oberarm des Babys zwischen Daumen und Zeigefinger, Ihre Finger liegen auf dem Rücken des Babys. Auf diese Weise entgleitet Ihnen das Baby nicht, auch wenn es heftig strampelt und seine Bewegungsfreiheit genießt. Achten Sie jedoch darauf, Ihr Kind nicht zu fest zu halten und das kleine Ärmchen vor Unsicherheit und Verkrampftheit zu sehr zu drücken, denn so könnte die Blutzufuhr vermindert werden und der Arm des Kindes läuft blau an. Bilden Sie statt dessen mit Daumen und Zeigefinger eine »Gabel«, in der der Arm des Kindes locker ruht.

Haltetechnik: Y-Halte

Wenn Ihr Baby den Kopf noch nicht alleine hochhalten kann, drehen Sie Ihre Hände so, dass Ihre Handgelenke das Eintauchen des Köpfchens ver-

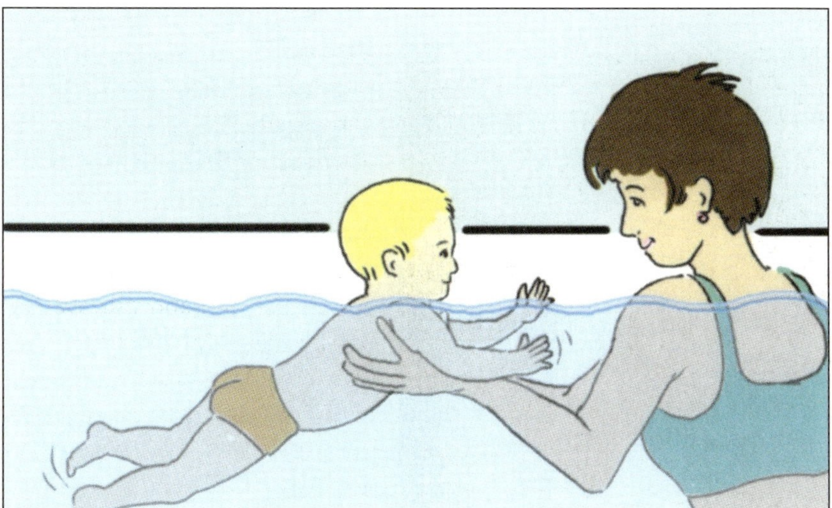

Der Achselgriff bietet sowohl Elternteil als auch Baby Sicherheit hindern (die Innenseiten der beiden Handgelenke liegen dabei aneinander; die Hände bilden dann die »Gabel« des Ypsilons und umfassen sanft die Schläfen des Kindes). Tauchen Sie selbst möglichst so tief in das Wasser ein, dass Sie auf der Augenhöhe des Kindes sind.

Kennenlern-Lied oder -Spiel

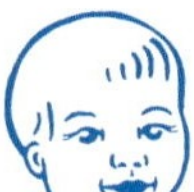

Um sich einander kennen zu lernen, können die Eltem für die Kinder ein Kennenlern-Lied singen, zum Beispiel:

Hallo, hallo – schön, dass du da bist.
Hallo, hallo – schön, dass es dich gibt.
Mit Händen und Füßen wollen wir uns begrüßen.
Hallo, hallo – schön, dass du da bist.
Hallo, hallo – schön, dass es dich gibt.

(Zu der Melodie die Beinchen des Kindes im Wasser schwenken.)

Anstatt das Lied zu singen, können Sie auch ein Kennenlern-Spiel spielen: Der Kursleiter wirft einem Elternteil einen leichten, aufblasbaren Ball zu; die entsprechende Mutter bzw. der entsprechende Vater stellt sein Kind vor: »Das ist Max.« oder »Hier ist Laura.« Der Ball wird zum Kursleiter zurückgeworfen, der ihn zum nächsten Elternteil wirft – bis alle dran waren. Dann nehmen die Eltern die Regie in die Hand und begrüßen die anderen Kinder: »Hallo, Laura« oder »Hallo, Max!«

Wellentechnik

Nach dem Kennenlern-Lied oder -Spiel werden die meisten Babys die erste Scheu verloren haben. Schieben Sie nun beherzt mit der Hand eine große Welle vor das Gesicht Ihres Kindes. Ängstliche Eltern und Kursleiter ersetzen durch diese Wellenübung das Tauchen; auf alle Fälle ist es eine gute Vorübung. Diese Wellentechnik übt sofort den Atemschutzreflex, und diesen wollen wir ja von Beginn an trainieren.

Beinbewegung und Unterkörperschwung

Viele Kinder verhalten sich im Wasser zunächst absolut passiv. Sie klammern sich teilweise fest an ihre Eltern. Das Baby hat die Möglichkeit des Bewegungsfreiraums noch nicht erkannt. Das Kind soll zunächst zu Beinbewegungen motiviert werden. Dies erreichen Sie, indem Sie es unter den Achseln halten und den Unterkörper mit Schwung durch das Wasser schwenken. Jetzt merken die Kinder, dass sie die Beinchen bewegen sollen, und beginnen zu treten. Die Beinbewegung wird schneller erlernt als die Bewegung mit den Armen. Der Unterkörperschwung sollte entschlossen ausgeführt werden; bei weiterhin passiven Kindern bedarf er einer häufigen Wiederholung (mit Musik geht's oft einfacher!). Allerdings sollten Sie darauf achten, den Haltegriff nicht zu fest auszuführen; viele Babys bekommen schnell blaue Arme. Ihre Daumen sollten in Richtung Brustbein des Babys zeigen.

Wir haben auch die Möglichkeit, die Kinder senkrecht zu schwenken (siehe Abb. unten) und außerdem in die waagerechte Schwimmposition (Bauchlage) zu bringen, wobei die Beine weiterhin seitlich bewegt werden. Vielen Eltern ist zu Beginn das beidhändige Halten am liebsten. Dies können wir variieren – zunächst üben wir das Schwenken in Bauchlage (also so, dass wir dem Baby ins Gesicht schauen), dann auch in Rückenlage. Führen Sie die Übungen aus, während Sie sich selbst durchs Wasser fortbewegen, und vollführen Sie mit dem Körper des Kindes im Wasser regelrechte Schlangenbewegungen.

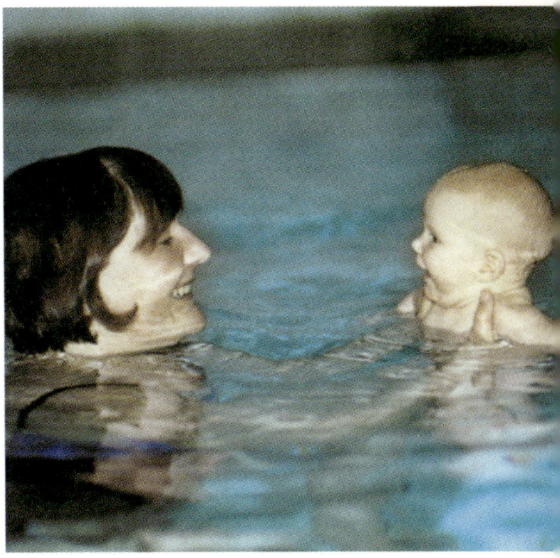

Durch den Unterkörperschwung werden die Babys zu Beinbewegungen angeregt

Sichere Haltetechnik in Bauchlage

In Bauchlage legen wir das Kind mit dem Brustkorb auf unseren rechten Unterarm, unsere rechte Hand umfasst den linken Oberarm des Kindes. Mit unserer linken, freien Hand können wir jetzt auch noch eine zusätzliche Hebelwirkung ausüben: Wir drücken das Gesäß tiefer ins Wasser, besonders wenn das Baby zu weit mit dem Gesicht ins Wasser taucht. Ein Wassermantel sollte den Rücken des Kindes umgeben, das heißt, dass der Körper des Babys mit Wasser umspült sein muss. Der Haltearm wird von Zeit zu Zeit gewechselt. In dieser Halteposition haben die Babys optimale Arm- und Beinfreiheit. Die Beinbewegung wird von den meisten Kindern nun gut durchgeführt, darum wenden wir uns jetzt dem Armschlag zu.

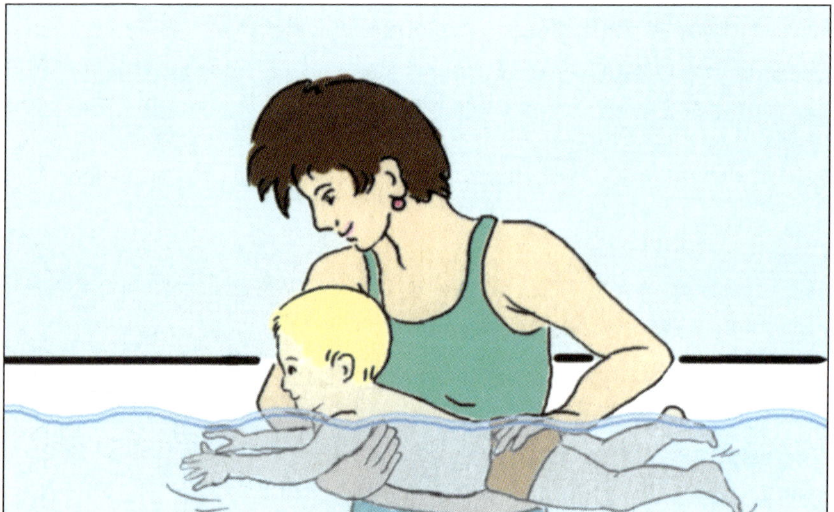

In der Bauchlage übt das Baby die Beinbewegung

Üben der Armbewegung in Bauchlage

Wir nehmen dazu das Spielzeug zu Hilfe und legen es in Sichtweite des Kindes. Um an das Spielzeug zu gelangen, führt es bald eine Armstreckung in Form eines Kraulschlags durch. Das Baby begreift nun, dass es Arme und Beine bewegen muss, um sein Ziel schneller zu erreichen. Aus diesem Grunde bewegen die Kinder sich bald rhythmisch mit Armen und Beinen. Man schiebt, ist das Spielzeug erreicht, dieses wieder fort, und schon beginnt das Kind seine Bemühung von neuem (siehe Abb. unten).

Rückenschwimmen

Viele Babys bevorzugen das Brustschwimmen, deshalb – wichtig! – beim Rückenschwimmen anfangs nie ohne Blickkontakt arbeiten. Zum Rückenschwimmen legen wir zunächst eine Hand (mit gespreizten Fingern), aber ohne Druck, unter den Kopf des Kindes. Der Körper treibt von alleine auf, allerdings sollte der Kopf zum großen Teil noch getaucht sein; es reicht, wenn Nase, Augen und Mund aus dem Wasser ragen. Ver-

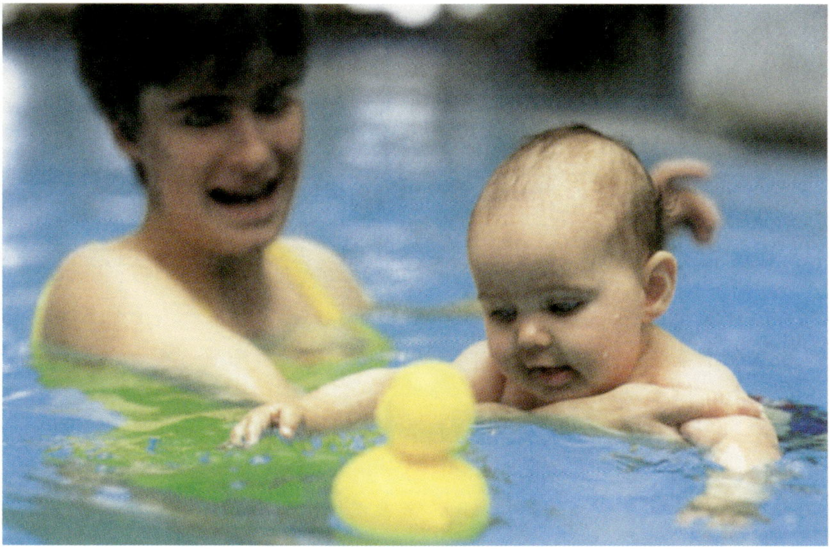

»Haben wollen« – der beste Anreiz für den Kraulschlag

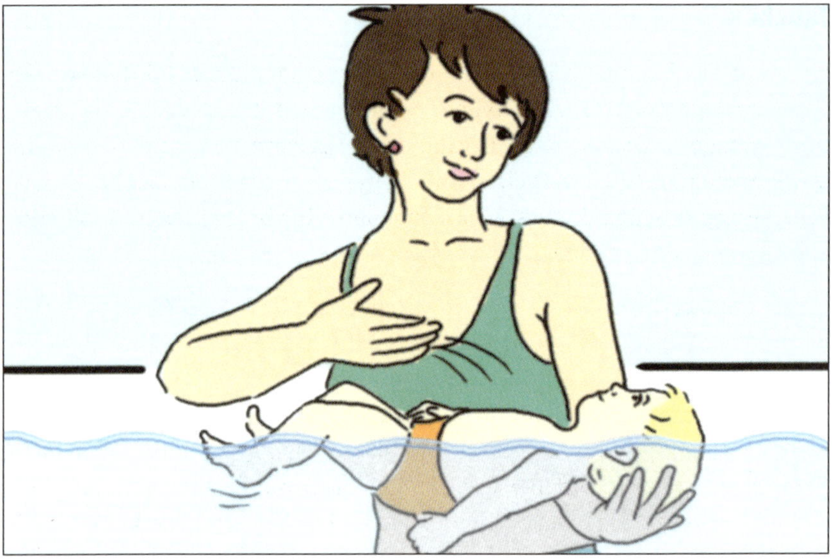

Halten Sie das Baby locker und entspannt und befeuchten Sie seinen Bauch mit Wasser

suchen Sie, nicht zu verkrampft zu halten, denn das Kind spürt Ihre Unsicherheit. Achtung: Viele Eltern halten ihr Kind an der Halswirbelsäule – das führt zu Irritationen. Nach einiger Zeit setzt bei vielen Kindern von ganz alleine eine Beinaktivität ein, nur wenige jedoch führen Armbewegungen aus.

Spüren Sie, dass das Kind die Rückenlage mag, können Sie Ihre Haltetechnik ändern. Mit beiden Händen fassen wir nun von hinten den Hinterkopf (eventuell auch den Schultergürtel), und wir gehen rückwärts schwenkend mit dem Kind durch das Schwimmbecken.

Der »tote Mann« wird von einigen Kindern im Alter von ca. einem halben Jahr beherrscht. Sie halten sich alleine durch Entspannung und Atemtechnik über Wasser. Die Vorstufe zum »toten Mann« soll von allen geübt werden. Der Halt am Hinterkopf lässt nach, bis das Baby nur noch von einem Finger gestützt wird. Aber Achtung: Viele etwas ältere Babys zappeln und »turnen« in der Rückenlage heftig, sie heben zum Beispiel die Beinchen – in diesem Fall kommt man mit der Einhand-Halte nicht aus, ohne dass sie zum Tauchen abrollen!

Tauchen

Kein anderes Thema im Babyschwimmen schlägt so hohe Wellen wie das Tauchen. Befürworter und Gegner versuchen mit einer Vielzahl mehr oder weniger wissenschaftlich fundierter Berichte von ihrer Sichtweise zu überzeugen. Elternratgeber und Babyzeitschriften stellen – je nach Einstellung des Redakteurs – das Tauchen als absolut lebensgefährlich oder aber als überlebensnotwendig dar (siehe Seite 37).

Damit ein Kursleiter Eltern und Baby beim Tauchen kompetent begleiten kann, bedarf es einer gründlichen Ausbildung. Nur ein geübter Kursleiter erkennt die Signale, die ein Kind sendet, wenn es nicht tauchen will. Diese sind unbedingt zu beachten, wenn das Kind weiterhin Spaß am Wasser haben soll. Kinder, die gerne tauchen, dürfen ruhig gefordert, aber nicht überfordert werden. Die hier vorgestellte Tauchmethode von Barbara Ahr stellt das spezifische Interesse eines jeden Babys in den Vordergrund. Es ist eine sanfte Tauchtechnik, die auf dem Prinzip der Freiwilligkeit basiert und bei der jedes Kind individuell betreut werden kann. Dosiertes Tauchen ist wichtig; nur so wird die Überforderung des Kindes vermieden.

Tauchvorübungen

Schon zu Beginn eines Babyschwimmkurses werden die Babys mittels Tauchvorübungen auf das Tauchen vorbereitet. Tauchvorübungen sind zum Beispiel das Begießen mit der Gießkanne, Spritzspiele oder das Duschen. Wiederholungen dienen dabei der Automatisierung einzelner Bewegungsabläufe und vermitteln dem Kind Sicherheit. Genaues Beobachten der Reaktionen der Babys durch Eltern und Kursleiter gibt Aufschluss darüber, ob und wie stark die Kleinen Wasser im Gesicht akzeptieren.

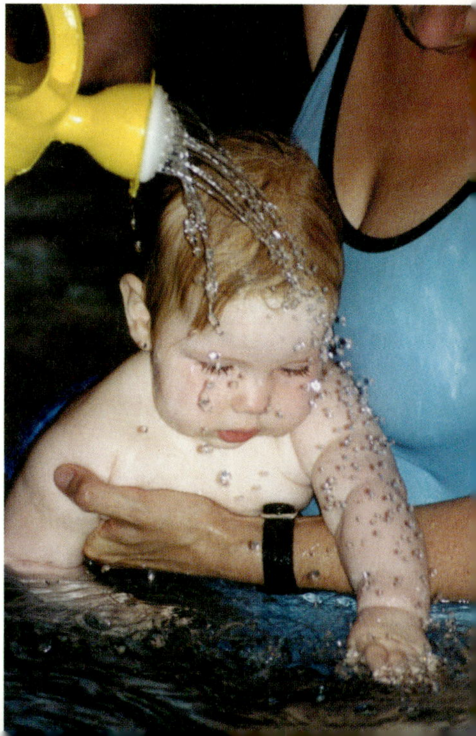

Akzeptieren die Kleinen Wasser auf dem Kopf und im Gesicht?

Niemals darf ein Kind zum Tauchen gezwungen werden, das heißt, dass die Babys, wenn es ans Tauchen geht, niemals quengeln oder gar weinen sollten. Sollte das Kind nach dem Tauchvorgang weinen, beruhigen Sie es möglichst noch im Wasser. Nur wenn es weiter schreit, verlassen Sie mit dem Kind das Becken (vgl. dazu Seite 35).

Man muss wissen, dass Kinder unter Wasser die Augen öffnen. Deshalb ist es besonders beim ersten Tauchen wichtig, dass die Mutter bzw. der Vater mittaucht, denn andernfalls sieht das Kind nur unbekannte »Bauchlandschaften«. Beginnen Sie mit der Wellentechnik oder gehen Sie mit dem Baby zur Vorbereitung schon einmal bis zur Nase bzw. bis zu den Augen ins Wasser.

Erstes gemeinsames Untertauchen

Mit Blickkontakt zum Baby federn Sie jetzt in den Knien, ähnlich als wollten Sie Kniebeugen machen. Mit manchen Babys kann man auch schon richtig hüpfen. Dabei sollen sie immer wieder Wellen, die Sie erzeugen, ins Gesicht bekommen. Nach einiger Zeit taucht man beherzt unter, bis die Köpfe unter Wasser sind, und bleibt etwa 2 bis 4 Sekunden unter der Wasseroberfläche. Bewährt hat sich, wenn die Eltern nach dem Auftauchen weiterhüpfen, also den Bewegungsablauf nicht unterbrechen. Es ist völlig normal, wenn sich das Baby nach dem ersten Auftauchen verwundert oder verwirrt zeigt. Wenn ein Elternteil ruhig und sicher mittaucht, zeigt oftmals auch das Baby keine Angst. Loben Sie Ihr Baby nach dem Auftauchen ausgiebig für seine Leistung.

Das Untertauchen kann man noch spielerischer gestalten, indem man es mit einem kleinen Lied kombiniert, das alle kennen, zum Beispiel:

Hoppe, hoppe, Reiter,
wenn er fällt, dann schreit er.
Fällt er in den Graben,
fressen ihn die Raben,
fällt er in den Sumpf,
macht der Reiter – plumps!

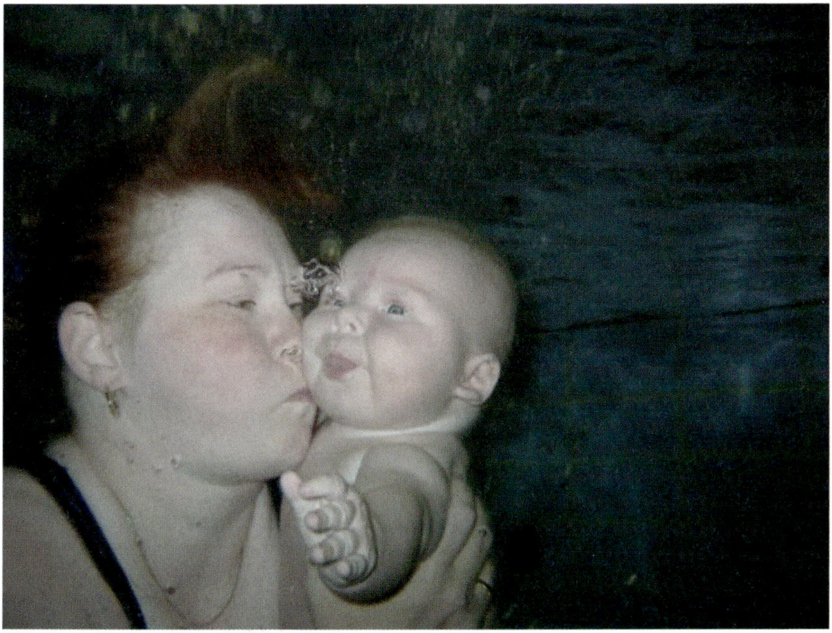

Erstes gemeinsames Tauchen

Das »Plumps!« ist dann das Eintauchkommando. Achten Sie darauf, dass Sie dem Kind vor jedem Tauchgang immer das gleiche Signal zum Abtauchen geben. Wiederholungen sind auch hier wichtig, damit sich das Baby an die neue Situation gewöhnen kann und Sicherheit gewinnt. Beim ersten Mal soll der Tauchvorgang höchstens dreimal wiederholt werden.

Tauchen für kleine Profis

Zeigt das Baby Freude oder Neugier, kann es allmählich zu seinen Eltern tauchen. Auf das dem Baby vertraute Signal schickt die Kursleitung das Baby unter Wasser zu seinen Eltern. Aus den Händen der Kursleitung nehmen diese ihre Babys noch unter Wasser ruhig an und heben sie anschließend langsam aus dem Wasser. Selbstverständlich ist am Anfang dieser Tauchübungen die Distanz zwischen Kursleitung und Eltern nur gering, so dass sich das Baby nur für einen kurzen Moment unter Wasser befindet. Wenn es dem Baby aber gefällt, darf die Tauchdistanz ruhig vergrößert werden. Um dem Baby die Gelegenheit zu geben, sich unter Wasser selber fortzubewegen, lässt die Kursleitung im weiteren Verlauf des Babyschwimmens das Baby allein zu seinen Eltern schwimmen. Pro Übungsstunde sollen aber nicht mehr als drei solcher Tauchgänge durchgeführt werden, auch wenn das Baby Spaß daran hat. Es könnte zu schnell überfordert und übermüdet werden.

Tauchvariationen für kleine Profis:

- gemeinsames Tauchen
- ein Elternteil schwimmt seinem Baby unter Wasser entgegen
- ein Elternteil legt die Tauchdistanz gemeinsam mit dem Baby zurück (Huckepack)

Tauchen Sie Ihr Kind niemals, wenn es keine Freude daran zeigt. Zwingen Sie Ihr Kind niemals zu etwas, das es nicht mag oder ihm Angst

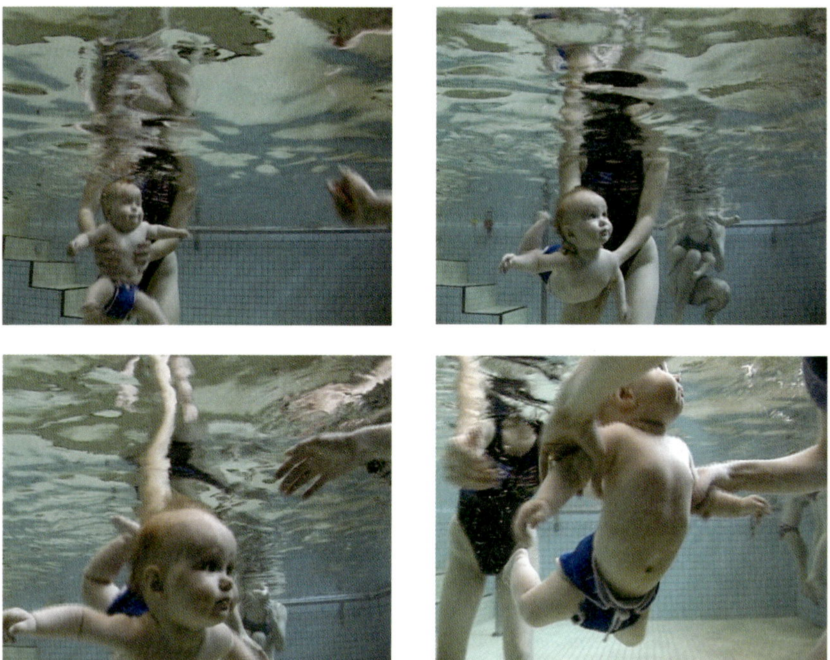

Streckentauchen mit Annehmen

Signale, die ein neugeborenes Baby sendet:

Positiv, erkennbar während oder nach dem Tauchgang:

- lockere Muskulatur
- sichtbarer Atemschutzreflex
- lächeln, zufriedener Gesichtsausdruck
- neugieriges Umherschauen

Negativ, erkennbar während oder nach dem Tauchgang:

- verkrampfen, Körper zusammenziehen
- kein oder schlecht sichtbarer Atemschutz
- weinen, hektische Bewegungen
- starrer Blick, ängstlicher Gesichtausdruck
- husten, würgen

Signale, die ein Baby sendet:

Positiv, erkennbar vor, während oder nach dem Tauchgang:

- quietschen
- lachen, lächeln
- Arme zu den Eltern strecken
- strampeln beim Signal
- selbst den Kopf ins Wasser halten
- lachen unter Wasser
- sichere Bewegungen unter Wasser

Negativ, erkennbar vor, während oder nach dem Tauchgang:

- quengeln
- von der Tauchrichtung abdrehen
- Wasser schlucken, husten
- verkrampfen beim Signal
- weinen, Kopf schütteln
- festhalten an der Person, die das Kind tauchen will
- hektische Bewegungen unter Wasser

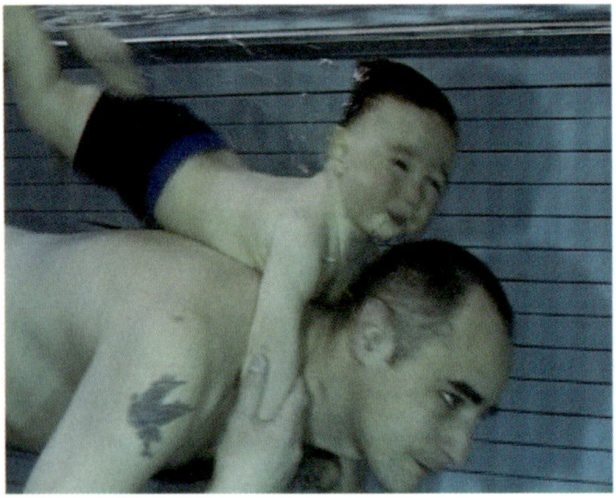

Tauchvariante: Huckepack

macht. Dringend abzuraten ist von gewaltsamen Tauchmethoden, bei denen die Interessen der Kinder übergangen werden. Dies kann beim Kind Panikattacken hervorrufen, die es bis ins Erwachsenenalter begleiten können.

Der Nutzen des Babytauchens

Ein Baby darf nicht an seiner Tauchleistung gemessen werden. Auch Babys, die das Tauchen nicht mögen, sind in den Kursen willkommen, werden ebenso gefordert und profitieren im gleichen Maße von den positiven Auswirkungen des Babyschwimmens. Die meisten Babys tauchen allerdings gerne und sind von der Unterwasserwelt fasziniert. Oft ist zu beobachten, dass besonders ganz junge Babys während der Tauchgänge eine embryonale Haltung annehmen und völlig ruhig umherschauen. Ob sich die Kleinen tatsächlich an den Mutterleib zurückerinnern, ist wissenschaftlich nicht bewiesen und basiert auf Hypothesen.

Tauchgewöhnte Kinder lernen früher schwimmen. Sie brauchen keine Gewöhnungsübungen, um ihren Kopf mit dem Gesicht ins Wasser legen zu können. Sie bewegen sich im Wasser sicherer und koordinierter. Tauchgewöhnte Babys erschrecken weniger und reagieren ruhiger, sollten sie einmal unvorhergesehen mit dem Gesicht unter Wasser geraten oder ins Wasser fallen. Auch der viel beklagte »Haare-Wasch-Terror« im elterlichen Badezimmer ist bei Tauchbabys nicht zu beobachten.

Babytauchen – Gesundheitsschädigend?

Über das Babytauchen und seine Wirkungen gibt es so viele Meinungen wie es Anbieter gibt. Tauchgegner bringen Argumente wie Ohrenschäden, Ertrinkungsgefahr, Gewalt am Kind usw. vor. Lassen Sie uns diese Aussagen etwas näher betrachten:

Ohrenschäden: Bei der hier vorgestellten Tauchmethode tauchen die Kinder nur knapp unter der Wasseroberfläche, eben wegen des Druckausgleiches. Somit sind Ohrenschäden ausgeschlossen. Um ernsthafte Probleme mit den Ohren zu bekommen, müssten Sie Ihr Baby auf den Grund des Bassins drücken. Vorsicht also, wenn in Ihrem Kurs nicht auf die Tauchtiefe geachtet wird.

Gewalt am Kind: Die oben beschriebenen Signale zeigen Ihnen deutlich, ob Ihr Kind das Tauchen mag oder nicht. Helfen Ihnen diese nicht weiter, gehen Sie einfach nach Ihrem Gefühl. Sie kennen die Signale Ihres Babys am besten!

Ertrinkungsgefahr: Um Wasser in die Lungen eindringen zu lassen, müssten Sie Ihr Baby so lange unter Wasser drücken, bis es versuchen würde, zu atmen. Bei einer Tauchdauer von wenigen Sekunden ist dies schlicht und einfach nicht möglich.

Wassertrinken: Jedes Baby wird einmal versuchen, das Badewasser zu probieren. Es wird dies aber auch tun, wenn es nicht getaucht wird, einfach weil es neugierig ist. So wird man diese Beobachtung bei vielen Kindern machen, ohne dafür auf das Tauchen warten zu müssen. Die für die Badewasseraufbereitung verwendeten Chemikalien schaden dem Baby höchstens, wenn es größere Mengen trinken würde. Und hier ist an die Eigenverantwortung von Eltern und Kursleiter zu appellieren.

Was ist der Atemschutzreflex?

Ab der Geburt besitzt jedes gesunde Kind einen so genannten Atemschutzreflex. Sobald das Gesicht des Babys mit Flüssigkeit in Berührung kommt, verschließt es reflexartig seine Atemwege. So wird verhindert, dass Flüssigkeiten in die Atemwege eindringen können. Der Atemschutzreflex funktioniert aber keineswegs nur im Wasser; auch wenn Ihrem Baby beispielsweise Muttermilch ins Gesicht spritzt, wird er ausgelöst. Diesen Reflex besitzen nicht alle Babys gleich ausgeprägt und auch nicht gleich lang. Viele verlieren den Atemschutzreflex bereits in den ersten Lebensmonaten, andere behalten ihn bis fast zum ersten Lebensjahr.

Der Atemschutzreflex kann für das Babytauchen hilfreich sein. Wir arbeiten aber bei unserer Tauchmethode bewusst mit der Gewöhnung der Babys, weil eben nicht alle Babys diesen Atemschutzreflex gleich lang und gleich ausgeprägt besitzen.

Was ist der Tauchreflex?

Der Tauchreflex wird fälschlicherweise oft mit dem Atemschutzreflex verwechselt. Reflex ist eigentlich ein falscher Ausdruck, denn jeder Mensch unterbricht seine Atmung, sobald er unter Wasser taucht. Ein Tauchreflex in dem Sinn existiert also gar nicht.

Gleiten über Wasser

Dieses Mal sollten möglichst beide Elternteile oder eine weitere Bezugsperson des Babys anwesend sein. Nun wollen wir das erste Mal über Wasser gleiten: Halten Sie Ihr Kind von hinten mit den Händen in Taillenhöhe. Kinder unter einem halben Jahr brauchen eventuell nur eine Hand am Unterbauch, die andere Hand wird als zusätzliche Stütze unter die Brust geschoben.

Der Partner (wir nennen ihn hier *Ziel*), der Ihnen im Abstand von etwa 1 m gegenübersteht, ruft das Baby bei seinem Namen und nimmt Blickkontakt zum Kind auf. Wenn das Baby die Ärmchen zu dem lockenden Elternteil *(Ziel)* ausstreckt, bekommt es vom haltenden Elternteil (wir nennen ihn hier Start) einen kleinen Schwung – das Baby gleitet auf die ausgestreckten Arme des lockenden Elternteils *(Ziel)* zu. Es gleitet wie auf Schienen.

Nun tauschen Sie Ihre Positionen, aus *Ziel* wird Start und umgekehrt. Bei dem Schwung zum Partner *Ziel* soll das Kind erneut mit der Wellentech-

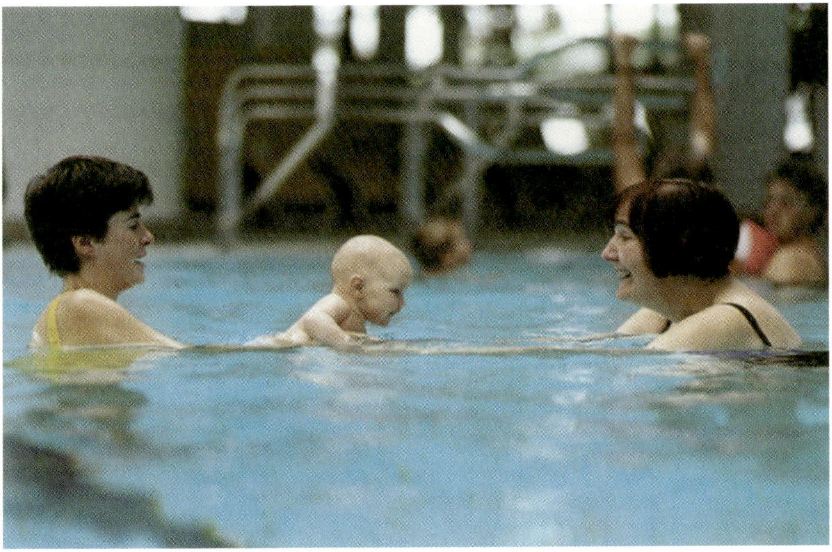

Zwischen zwei bekannten Personen gleitet das Baby ohne Angst

nik in Berührung kommen; so kann Ihr Baby beim Hinübergleiten eine richtige Bugwelle entstehen lassen.

Ist Ihr Kind beim Partner *Ziel* angelangt, so dreht dieser das Kind wieder herum und schickt es zurück – und so weiter. Dieses ausführliche Üben macht sicherlich der ganzen Familie Spaß. Wenn Ihr Baby gern turbulente Spiele mag, können Sie es auch vorsichtig zwischen sich hin und her werfen.

Gleiten mit Untertauchen

Vergrößern Sie den Abstand zwischen sich und Ihrem Partner. Bevor Ihr Kind das Ziel erreicht hat, taucht es kurz unter. Werden Sie dann nicht hektisch oder ängstlich! Es ist häufig zu beobachten, dass die Kleinen selbst viel Spaß am Tauchen haben; werden sie aber plötzlich hochgerissen oder hektisch angepackt, sind sie durch das Greifen erschreckt. Es ist ganz wichtig, die Babys im Wasser sehr behutsam und langsam anzunehmen, niemals ruckartig oder hastig. Als Übungsleiterin helfe ich hierbei einmal reihum.

Die Distanz beim Gleiten mit Untertauchen beträgt bis zu 2 m. Optimal ist es für das Baby, wenn der Elternteil *Ziel* ihm entgegentaucht. Alternativ kann der Elternteil Start das Kind (eventuell auch tauchend) begleiten und in Richtung *Ziel* dirigieren.

Kommt das Baby bei Ihnen an, loben Sie es ausgiebig, küssen und drücken es. Es ist ja eine erstaunliche Leistung, die das Baby vollbringt.

Gleiten unter Wasser

Zwischen den ausgestreckten Händen beider Partner sollten nun mindestens 2 bis 3 m liegen. Mit derselben Schubkraft wie beim Gleiten über Wasser wird das Baby nun »auf die Strecke gebracht«, diesmal nur unter Wasser. Noch lustiger kann man dieses Gleiten unter Wasser für alle Beteiligten gestalten, wenn man sich das Baby als Päckchen vorstellt. Der »Absender« kündigt dem »Empfänger« die Sendung mit den Worten »Ich schicke Dir ein Päckchen!« an.

Wenn dieses Gleiten über und unter Wasser Ihnen und natürlich vor allem dem Baby großen Spaß bereitet, kann ich nur raten, so oft wie möglich zum Schwimmen zu gehen und das Erlernte zu erweitern. Es gibt tauchbegeisterte Eltern und Kinder, die die Strecke schon nach kurzer Zeit ausdehnen (vgl. dazu S. 33/34 und die Abbildung S. 34).

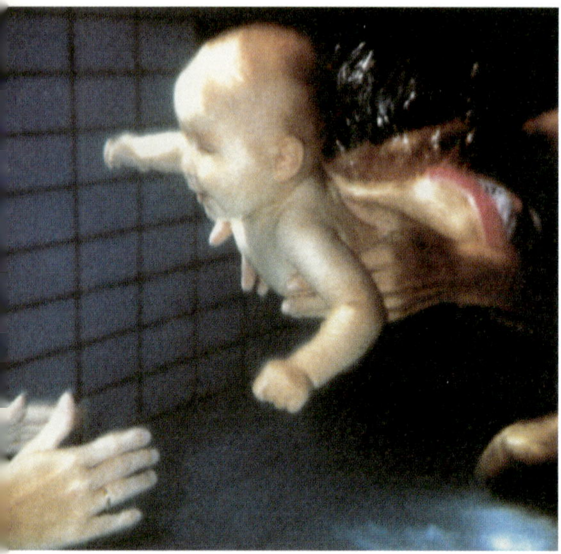

Mit geöffneten Augen taucht das Baby von einem Partner zum anderen

Mit dem Tauchen sollten Sie aber keinesfalls übertreiben. Die Tauchkinder brauchen doppelte Erholungsphasen gegenüber der eigentlichen Tauchphase. Beobachten Sie also bitte vor jedem neuen Tauchvorgang die Regungen Ihres Kindes:

- Bewegt es sich noch aktiv bei Ihnen als Startpartner?
- Lacht es noch zum Zielpartner hinüber?
- Reckt es ihm die Ärmchen entgegen?

Nicht mehr tauchen sollte das Kind, wenn es klammert oder total passiv pustet, ein hochrotes Gesichtchen hat oder sogar weint. Vorsicht vor Überforderung!

Erstes Schwimmen mit Schwimmhilfen für die Kleinsten

Welche Schwimmhilfen gibt es?

Im Handel ist eine Reihe unterschiedlicher Schwimmhilfen erhältlich; in vielen Bädern werden sie auch zur Verfügung gestellt:

- Schwimmreifen (Schwimmring): Aufblasbarer runder Reifen (bitte für das Babyschwimmen keine Modelle mit Einsatz zum Durchstecken der Beinchen benutzen, da hier die Bewegungsfreiheit des Babys zu sehr eingeschränkt wird!).
- Schwimmflügel: Aufblasbare Schwimmhilfen, die über die Arme gestreift werden; in verschiedenen Größen erhältlich.
- Schwimmsprosse: Stab zum Festhalten mit seitlichen Auftriebskörpern.
- Schwimmbrett: Kunststoff- oder Styroporbrett zum Festhalten oder Darauflegen.
- Schwimm- oder Poolnudel: Biegbare »Kunststoffwurst«.
- Swimis: Feste Schwimmhilfe in Ei- oder Bootform, die den Oberkörper des Babys stabilisiert und trotzdem ausreichend Bewegungs- und vor allem Armfreiheit lässt.

Die Schwimmhilfen sollten für das Babyschwimmen in der kleinsten Größe gewählt werden; erfahrungsgemäß kommen Babys besser mit Swimis zurecht, während ältere Kinder Flügel bevorzugen.

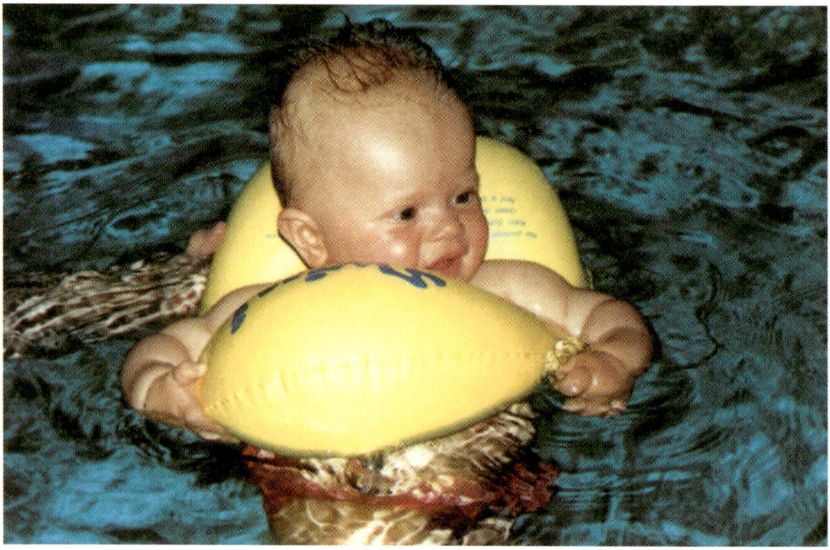

Mit dem Swimi lernt das Baby das Balancegefühl kennen

Erste Übungen mit Schwimmhilfen

Mit einem Schwimmring, Schwimmflügeln bzw. Swimis üben wir mit den Babys, das Gleichgewicht zu halten. Die Eltern im Schwimmbecken sollten zum Anlegen der Hilfen beim Kind möglichst die Unterstützung einer anderen Person in Anspruch nehmen.

Das Baby merkt nun durch die verstärkten Auftriebskräfte, dass es sich ganz frei und ohne Hilfe bewegen kann (Näheres dazu auf Seite 83). Es muss sich allerdings bemühen, den Kopf zu heben, da es sonst mit dem Gesicht ins Wasser eintaucht. So trainiert es die Rückenmuskulatur. Am Anfang geben wir eventuell noch etwas Unterstützung und Halt und gehen rückwärts vor dem Baby durchs Wasser. Wichtig ist, dass das Kind selbstständig das Balancegefühl spüren lernt.

Weitere Informationen zur Auftriebskraft finden Sie auf Seite 83 f.; die dort beschriebenen Übungen und Spiele können übrigens auch schon jetzt durchgeführt werden.

Damit die Kinder jetzt nicht nur passiv in den Schwimmhilfen verharren, legen wir ihnen noch einmal ein Schwimmspielzeug in Sichtweite, das sie erreichen wollen.

Erfahrungsgemäß mögen alle Kinder das Küsschen-Spiel als Anregung zur Bewegung in Schwimmhilfen:

1. Bewegung der Beine: Man fasst die Füßchen, dreht das Kind in Rückenlage und übt Blickkontakt aus. Zunächst lockt man: Komm, Küsschen!!! Beinchen anhocken, dabei ist es egal, ob in Form von Kniebeugen oder Froschhocke gebeugt wird. Nun die Beine des Kindes in Streckung bringen und das Locken (also Knie beugen – Komm, Küsschen!!! – Schwung zum Strecken der Beine) wiederholen. Nach einiger Zeit kann man die Füßchen auch loslassen, so dass das Kind alleine zurücktreibt.
2. Bewegung der Arme: Fassen Sie jetzt das Baby an den Händen, strecken Sie die Arme lang aus … nun rufen Sie: Komm, Küsschen!!! und ziehen unmittelbar danach das Kleine mit Schwung zu sich her. Natürlich gibt es sozusagen als Belohnung einen Kuss. Nun wiederholen wir das Ganze!
3. Weitere Variationsmöglichkeit: Man kann Babys Füße auch vor den Bauch oder die Brust stellen, die Knie des Kindes nun wieder anbeugen, dabei zusätzlich seine Hände fassen und das Baby sich abstoßen lassen.
4. Kombination ausprobieren: Gelingt dieses »Rückwärts-selbst-abstoßen«, kann man eine Kombination üben: Rückwärts weggleiten lassen (siehe Anleitung unter 1.), wieder vorwärts heranziehen (siehe Anleitung unter 2.) zu sich hin locken – Komm, Küsschen!!!

Mit Schwimmflügeln können Babys ab etwa 6 Monaten, teilweise bereits ab 3 Monaten, auch schon frei schwimmen. Wichtig dabei: Die Kinder in Rückenlage bringen – so können sich manche Babys erstaunlich schnell »freischwimmen«. Ein häufiger Fehler ist, dass Eltern die Kinder in die Bauchlage oder senkrecht ins Wasser bringen.

Erste Übungen mit der Poolnudel

Noch nicht lange gibt es bei uns die herrlichen Poolnudeln (die natürlich aus den USA stammen). Sie sind im Gegensatz zu den Schwimmsprossen und -brettern weich und leicht und außerdem recht preisgünstig.

Zunächst biegen die Eltern aus der Poolnudel eine Art Ring, in dem das Kind sicher gehalten wird. Dann öffnet man den Ring allmählich, bis die Poolnudel fast flach auf dem Wasser liegt; das Kind ruht mit dem Brustkorb auf der Schwimmhilfe. Babys ab 3 Monate kann man so völlig frei schwimmen lassen. Für manche Babys wird die Übung einfacher, wenn man ihnen zwei Poolnudeln gibt, unter jeden Arm eine. Spaß macht es den Kindern auch, wenn man sie zu zweit oder mehreren hintereinander platziert oder so, dass sie sich ansehen können. Strampeln beide ganz fest mit den Beinchen, platziert man sie wie Motorradfahrer hintereinander zwischen zwei Nudeln – gemeinsam kommen sie ganz schön schnell voran. Verhalten sich die Babys eher passiv, kann man die Nudel bewegen und – sch ... sch ... sch – Eisenbahn spielen (Geräusche machen!).

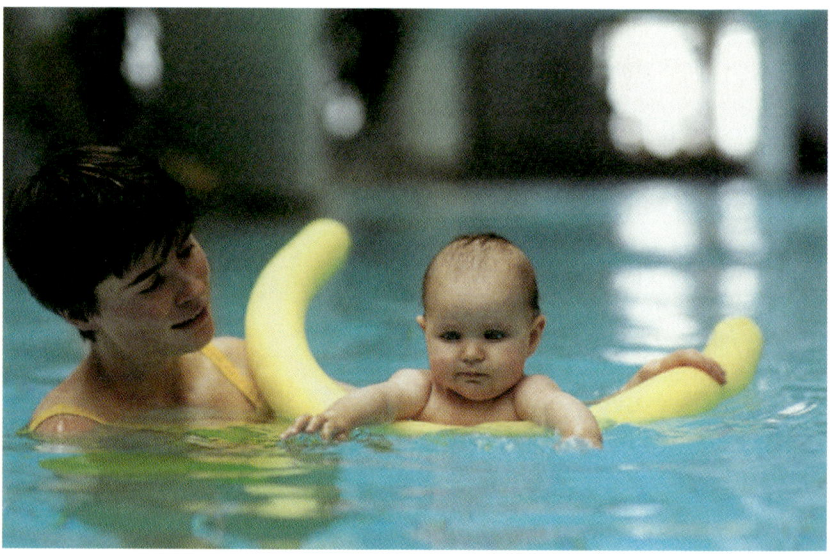

Auf der Poolnudel kann man Babys schon früh schwimmen lassen

Schwimmen mit Schwimmsprosse oder Schwimmbrett

Geben Sie Ihrem Kind eine Schwimmsprosse zum Festhalten. Als Ersatz kann man auch Gymnastikstäbe benutzen, die von zwei Teilnehmern seitlich gehalten werden. Nun sollen sich die Babys daran festhalten.

Babys bis zu ca. 6 Monaten kann man mit dem Brustkorb auf die Stange legen. Die Schwimmsprosse sollen sie nun aktiv schieben, mit dem Gymnastikstab ziehen wir sie mehr durch das Wasser. Achtung! Fast alle machen unwillkürlich eine Art »Klimmzug« und rollen mit den Beinchen unter der Stange nach vorne durch, was ihnen nicht behagt. Außerdem lassen sie das Schwimmgerät auch manchmal völlig unerwartet los. Falsch ist, sie anzunehmen und von der Stange wegzuziehen. Sie sollen hochgehoben, aber direkt wieder an die Stange, wenigstens kurz, platziert werden. So lernen sie: Die Stange hilft mir, mich über Wasser zu halten.

Besonders beim Schwimmbrett muss man bei den Kleinen manchmal noch viel Hilfestellung geben; einige Babys jedoch lieben es, sich selbst-

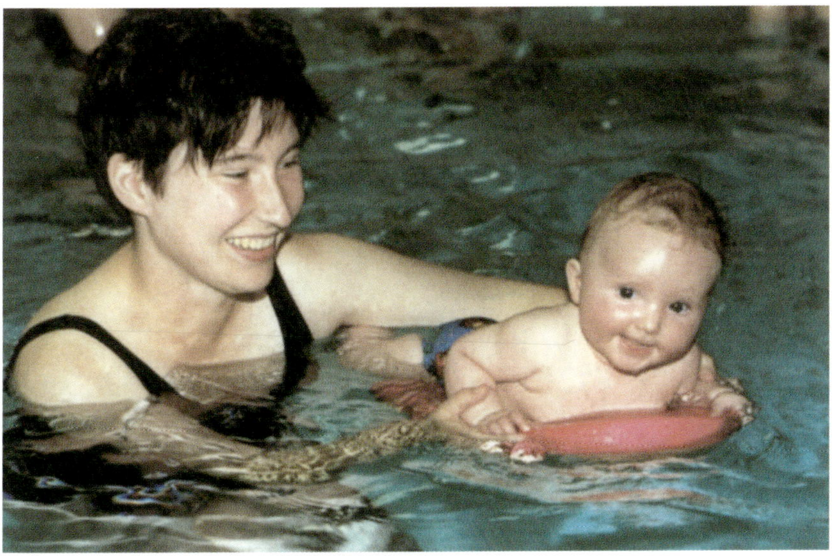

Viele Babys halten sich schon selbstständig an dem Schwimmbrett fest ständig daran festzuhalten. Legen Sie das Baby mit dem Brustkorb darauf; vielleicht hält es sich ja schon richtig fest. Aber bis zum Kraulbeinschlag mit Schwimmbrett ist es noch ein paar Jahre hin. Viele Eltern resignieren zu schnell, wenn sich die Babys nicht sofort an der angebotenen Schwimmhilfe festhalten – haben Sie Geduld und räumen Sie dem Baby eine längere Übungszeit ein!

Meistens bevorzugen die Babys eine bestimmte Schwimmhilfe – lassen Sie Ihr Baby also die verschiedenen Schwimmhilfen ausprobieren und beobachten Sie mit etwas Geduld, welche ihm am besten gefällt. Manche Babys lehnen jegliche Schwimmhilfen ab – immer wieder spielerisch versuchen.

Freies Bewegen mit der Schwimmhilfe

Nun wenden Sie sich nochmals den Schwimmhilfen zu. Inzwischen sind die Kinder schon gut mit der Umgebung vertraut und wir wollen sie jetzt einmal diese Übung alleine proben lassen. Wir helfen ihnen in den Reifen bzw. die Schwimmflügel oder Swimis und lassen sie nach kurzem Eingewöhnen allein treiben. Selbstverständlich befinden wir uns in Blickkontakt und Griffnähe. Rufen Sie Ihr Baby oder folgen Sie seinen Drehungen. Je nach Alter macht es den Babys riesigen Spaß, zu den Eltern hin zu paddeln. Dies nennen wir das Komm-her-Spiel. Oder Sie stellen sich hinter Ihr Kind und rufen es leise, aber deutlich beim Namen. Das Kind wird nun selbstständig seine Schwimmrichtung ändern.

Nun schieben wir die Babys auf die andere Beckenseite und locken sie quer durch das Becken. Allerdings mögen nicht alle Babys diese große Distanz; reagiert Ihr Baby ängstlich, gehen Sie zu ihm hinüber.

Abroller vom Rand

Mit dem Abroller lernt Ihr Baby den selbstständigen Eintritt ins Wasser und zugleich einen wichtigen Schritt zum Selbstretten. Damit wird es eine gewaltige Leistung vollbringen. Loben Sie es nach den Übungen aus-

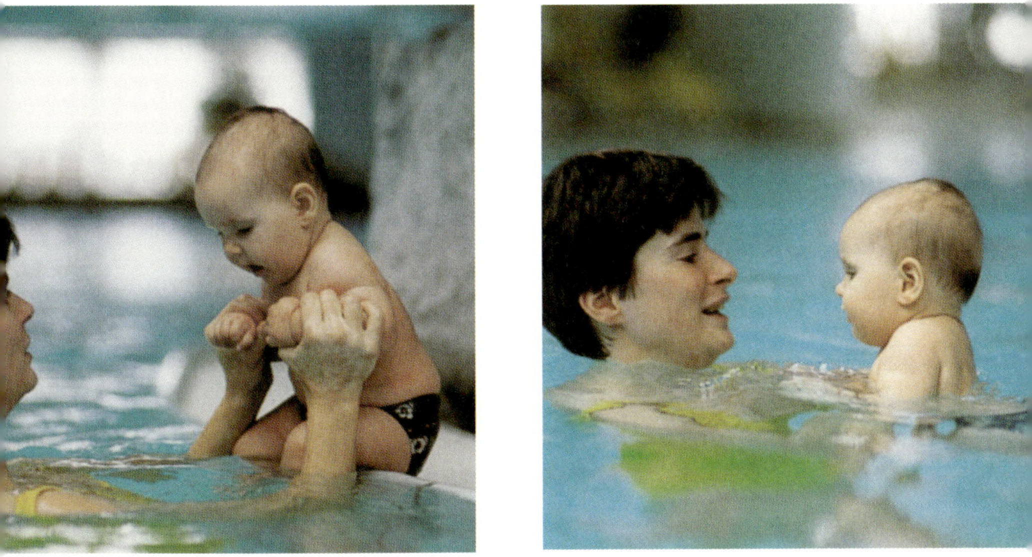

Der Abroller ermöglicht dem Baby den selbstständigen Eintritt in das Wasser

giebig. Entspannt wird dann auf der Airex-Matte; anschließend bewegen sich die Kinder mit den Schwimmhilfen frei im Becken.

Setzen Sie Ihr Baby dazu an den Beckenrand, Sie selbst stehen im Schwimmbecken. Babys, die noch nicht selbstständig sitzen können, müssen natürlich gestützt werden. Mit Kindern unter 4 bis 6 Monaten übt man den Abroller zunächst von der weichen Airex-Matte. Spielen Sie mit Ihrem Kind, machen Sie ihm die Beinchen nass, zeigen Sie ihm Spielzeug und versuchen Sie, es ins Wasser zu locken. Locken Sie so lange, bis es Ihnen von alleine die Arme entgegenstreckt.

1. Zunächst halten Sie Ihr Baby an den Unterarmen fest und lassen es ins Wasser abrollen. Das macht den Kleinen meistens viel Spaß. Je nach Abstand zwischen Beckenrand und Wasserspiegel machen die Kleinen beim Auftreffen aufs Wasser einen kleinen Bauchklatscher.
2. Man lässt das Baby selbstständig vom Rand abrollen und ohne dass es untertaucht auf seine Arme fallen. Meistens genießen die Kleinen dieses Spiel sehr und wollen es unendlich oft wiederholen.

3. Nun vergrößern Sie den Abstand zwischen sich und dem am Rand sitzenden Kind und locken es wieder in Richtung Wasser. Wir beginnen mit einem kleinen Zwischenraum (ca. 1 m) zum Rand. Nach dem Hineinrollen taucht das Baby nun unter und die Mutter nimmt es sanft hoch.
4. Weitere Distanzveränderung – entsprechend der Tauchbegeisterung des Kindes – durch Vergrößern des Abstands.

Der Abroller ist ein wichtiger Schritt zum »Selbstretten«. Bei den ersten Abrollern sollten Sie darauf achten, dass Ihr Kind noch nicht mit dem Gesicht ins Wasser gerät. Erst wenn es sich gut und gerne abrollt, lassen Sie es ganz kurz nach dem Abrollen untertauchen und heben es lobend wieder hoch!

Sind die ersten Schritte zum Abroller geübt, ruhig auch schon mit Tauchen, können wir diese Aktion noch interessanter gestalten. Dazu sitzen alle Kinder am Beckenrand, die Eltem halten sie an den Händen. Gleichzeitig stemmen sie einen Fuß gegen die Beckenwand, um einen besseren Abschwung zu erhalten. Nun ruft der Kursleiter oder ein Elternteil: Auf die Plätze, fertig, los!, und die Kinder tauchen ins Wasser ein. Die Eltern ziehen ihre Kinder rückwärts zur gegenüberliegenden Seite, drehen sie in Rückenlage und zurück. Besonders toll finden es natürlich alle Beteiligten, wenn sie angefeuert werden.

Entspannen auf der Airex-Matte

Nach einer kurzen Eingewöhnungsphase legen wir die Kinder auf eine Airex-Matte, wie wir sie aus der Gymnastik kennen. Größere Schwimmbäder stellen oft noch dickere Matten zur Verfügung. Auf der Airex-Matte steht jedoch immer etwas Wasser und wir legen die Babys in Bauch- oder Rückenlage darauf. Vergessen Sie nicht, das Baby mit Wasser zu befächeln, damit es nicht allzu sehr auskühlt.

Quartett-Spiele

Viel zu selten machen wir Übungen zu viert, also mit zwei Müttern und zwei Kindern. Dabei sind diese Spiele besonders beliebt, weil sich Eltern

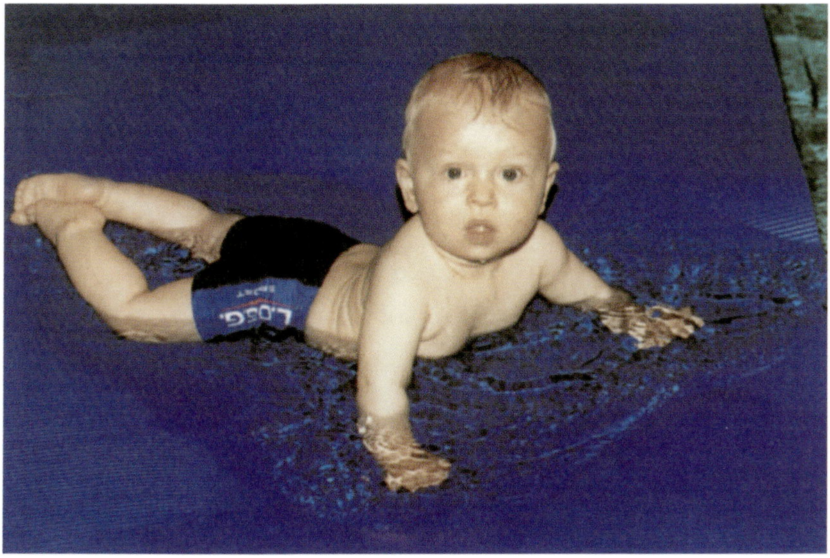

Entspannen auf der »schwimmenden Insel«

und Kinder dabei näher kennen lernen können. Anschließend erfährt das Kind spielerisch, dass der Rand ihm sicheren Halt bietet – es löst sich vom Rand und fasst ihn wieder. Mit der Einhand-Schwimmhalte und dem »Hamburger« lernen wir zwei sichere Haltetechniken kennen.

Zunächst findet die Kontaktaufnahme zwischen den Babys statt. Die Babys werden so nah aufeinander zu geschoben, dass sie sich mehr oder weniger liebevoll begrüßen können; manche Kontaktaufnahme ist recht rau und handgreiflich. Vielleicht bringt man zwei Babys zueinander, die sich besonders sympathisch sind.

- Näschen vor: Die Babys in Bauchlage mit den Nasen aufeinander zu schieben, drehen und in der Rücklage wieder zurückziehen.
- Ball spielen: Die beiden Kinder sollen sich gegenseitig einen leichten Ball oder einen Luftballon zuspielen.

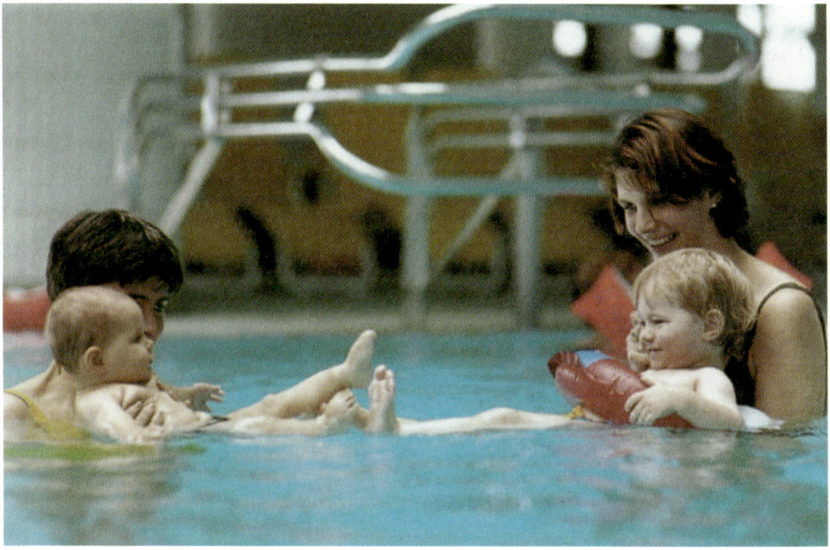

»Mit Händen und mit Füßen wollen wir uns begrüßen …«

Der Rand als sicherer Halt

Legen Sie Ihrem Kind ein Spielzeug an den Schwimmbeckenrand oder in die Überlaufrinne. Zunächst beobachten wir, ob es sich schon alleine festhalten kann. Dies ist abhängig vom Alter, aber auch von der Randbreite und -höhe. Wenn es sich noch nicht ausreichend festhalten kann, legen Sie es mit dem oberen Brustkorb auf den Rand; Kinder können sich dort schon sehr früh mit den Achselhöhlen festklemmen. Bei Kindern, die sich mit den Händen festhalten können, lösen wir langsam unsere Haltunterstützung, so dass sie sich selbstständig halten. Die Babys erproben jetzt die neuen Möglichkeiten. Sie versuchen:

a) die Schwimmbeckenwand mit Füßen und Knien hochzukriechen.
b) einen Klimmzug. (Da das Körpergewicht durch die Auftriebskraft des Wassers enorm reduziert ist, fällt es ihnen nicht schwer, sich sicher zu halten und den Körper anzuheben.)
c) bewusst »lange Arme« zu machen, d. h. sie senken Schultem und Gesicht langsam ins Wasser, bis sich nur noch Nase und Augen über Was-

ser befinden. Achtung! Viele Eltern greifen hier fälschlicherweise ein! Die Babys möchten scheinbar ganz bewusst ausprobieren, wie weit sie sich absenken können, ohne ganz unterzutauchen. Denn greift man nicht ein, ziehen sie sich selbst wieder hoch und wiederholen dasselbe. Wir sind natürlich in Zugreifposition – wenn die Babys die Hände ganz vom Rand lösen und untertauchen, hebt man sie sanft hoch und legt ihnen erneut die Hände auf den Rand. Dadurch erlernen sie das Prinzip des Selbstrettens: Der Rand gibt mir sicheren Halt!

Zum Rand tauchen

Es empfiehlt sich, diese schwierige Übung beim ersten Mal ans Ende der Stunde zu legen.

Ein Elternteil sitzt am Rand, eine andere Person hält das Baby ca. 1 m vom Schwimmbeckenrand entfernt in Schwimmposition. Der Elternteil am Rand lockt nun das Kind zu sich; wenn Blickkontakt zwischen den beiden besteht, lässt die haltende Person das Kind los. Dabei gibt sie dem Kind einen kleinen Vorwärtsschub. Das Kind gleitet unter Wasser zum Rand hin. Der Elternteil am Ziel nimmt das Kind an und legt seine Händchen an den Rand. Dies ist ganz wichtig, weil das Kind sich später alleine halten soll. Dann lässt man das Kind einen Moment verschnaufen, hebt es anschließend hoch und lobt es ausgiebig.

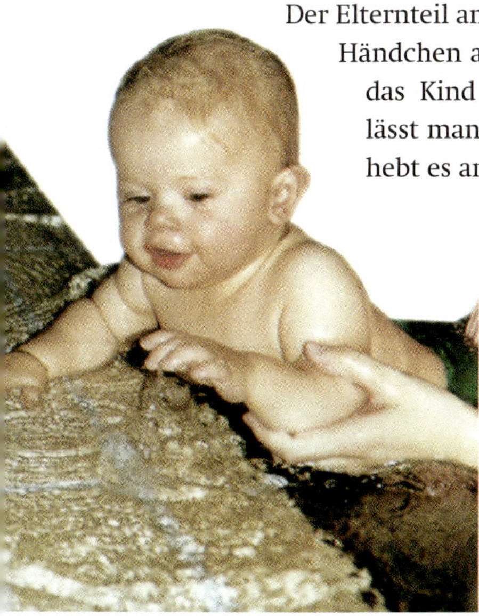

Vom Rand lösen und wieder fassen

Die Kinder halten sich mit beiden Händen am Rand fest. Wir ergreifen nun eine Hand. Die zweite Hand lösen die Kinder dann meistens selbst.

»Der Rand gibt mir sicheren Halt!«

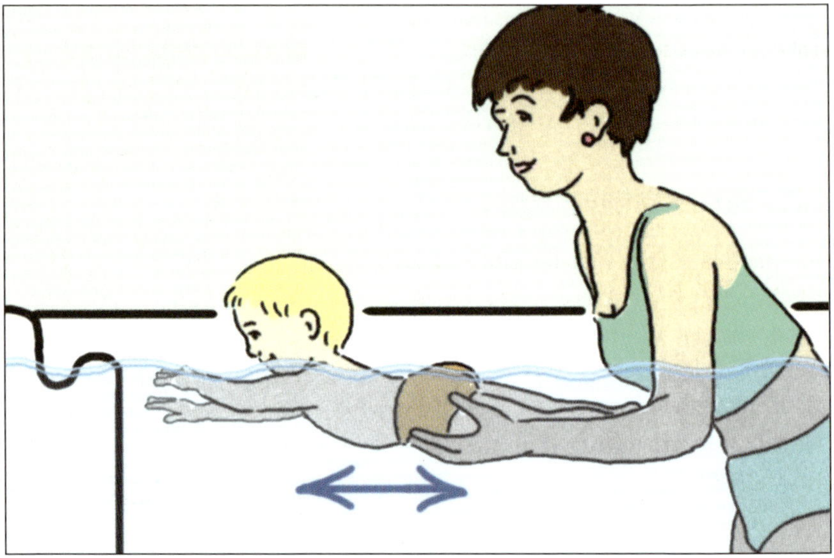

Vom Rand weg – zum Rand hin

Ziehen Sie nun Ihr Kind mit Schwung zu sich. Halten Sie sich kurz an den Händen und nehmen Sie Ihr Kind zum Ausruhen in Körperkontakt. Nach einer beliebig langen Pause wiederholen wir das Halten am Rand.

Haltetechnik: Schwimmhalte

Sie stellen sich hinter das Baby und nehmen, nachdem es den Rand fest gefasst hat, seinen Körper in Schwimmposition: Man hebt den Körper des Kindes also so hoch an, dass er waagerecht unter der Wasseroberfläche liegt. Am besten fassen wir das Kind dazu von hinten an der Hüfte. Die Kinder halten sich dabei noch mit den Händen am Beckenrand fest. Manche machen »lange Arme«, und man hat den Eindruck, dass sie sich krampfhaft festhalten. In diesem Fall löst man die Händchen vorsichtig.

Haltetechnik »Hamburger«: Ihre Hände umschließen den Oberkörper des Kindes

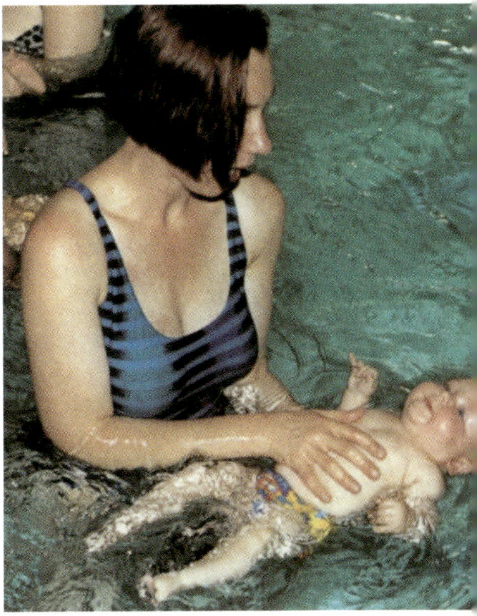

Haltetechnik: »Hamburger«

Eine lustige und zugleich sichere Haltetechnik ist der »Hamburger«. Sie legen beide Hände um das Baby; eine Hand fasst den Rücken, die andere Hand die Brust. Nun kippt man das Baby in einer halben oder ganzen Runde von der Bauch- in die Rückenlage.

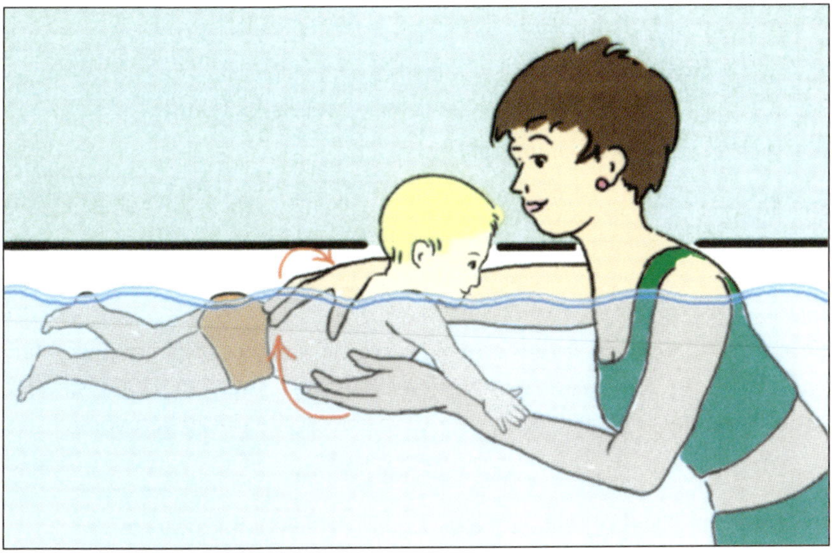

Der »Hamburger-Griff« kann in Bauch- oder Rückenlage ausgeführt werden

Abroller und Gleiten vom und zum Rand

Eine schöne Kombination ist der Abroller vom Rand und das Gleiten zum Rand. Die Kinder sitzen zunächst also am Beckenrand und rollen dann, eventuell mit kurzem Tauchen, zu uns hin. Wir drehen sie herum und schieben sie wieder zurück. Am Rand halten sie sich kurz fest, bevor wir sie wieder auf den Rand setzen und die Übung wiederholen: vom Rand weg – zum Rand hin!

- Treten Sie, mit dem Kind in Schwimmhalte, einen Schritt zurück. Sie stehen in einem geringen Abstand, ca. 0,5 bis 1 m, vom Schwimmbeckenrand entfernt. Machen Sie nun wieder einen Schritt nach vorn und schieben Sie das Kleine vorwärts auf den Rand zu, an dem es sich anschließend festhalten soll.
- Pause – Die Kinder halten sich wieder alleine fest.
- Wiederholung – Kinder in Schwimmhalte nehmen, vom Rand lösen – sich vom Rand entfernen – wieder zum Ausgangspunkt zurückschieben und halten lassen!
- Nach mehreren Wiederholungen üben wir das Zurückgleiten zum Rand mit Schwung, so dass eine Bugwelle vor dem Kind entsteht.

Länderspiel

Das Länderspiel macht erfahrungsgemäß den Kindern, Eltern, dem Kursleiter und allen Zuschauern viel Spaß; bilden die Eltern eine autodidaktische Gruppe, übernimmt ein Elternteil die »Anführerrolle«. Der »Anführer« hat ein Schwimmbrett – möglichst ein rotes, denn Kinder lieben Rot und können diese Farbe als erste erkennen und unterscheiden. Bei diesem Spiel halten die Eltern ihre Kinder vor dem Bauch.

1. Der Anführer ruft: »Wir fahren zum Länderspiel Deutschland – England! Bitte alle einsteigen!«
2. Nun fahren wir los – Polonaise laufen – Kurven fahren – das Schwimmbrett ist der Lenker. Alle Eltern ahmen mit Brummen das Motorengeräusch nach.
3. »Oh, die Ampel ist rot!« Schwimmbrett hoch halten und anhalten.

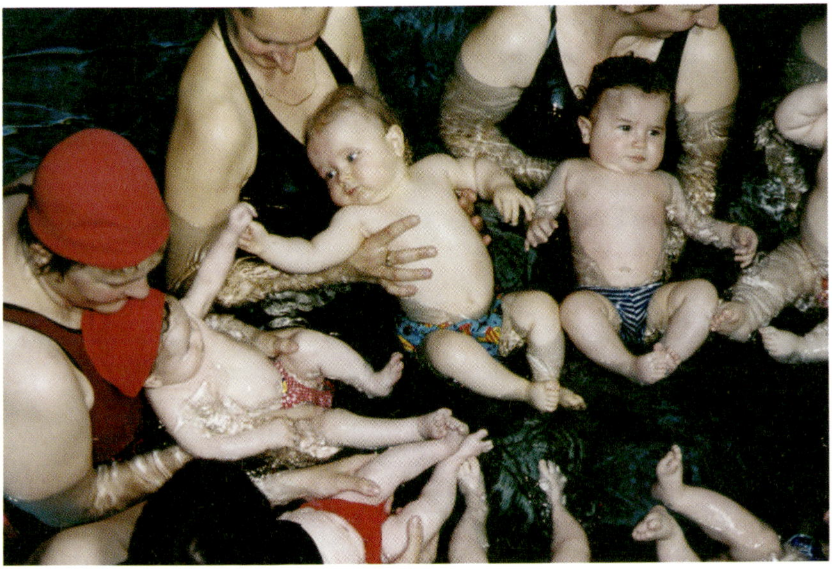

Mit einem turbulenten Spiel stimmen wir uns auf diese Stunde ein

4. »Jetzt ist die Ampel grün!« Wieder losfahren und schneller werden.
5. »Wir sind spät dran!« Überholen, wer kann.
6. »Wir sind da. Bitte alle aussteigen!«
7. Z. B. eine Poolnudel markiert die Kasse und den Eingang zum Stadion.
8. Alle Eltern und Kinder laufen hüpfend auf die Ränge.
9. »Uff, geschafft.« Alle verschnaufen und ruhen sich aus.
10. Die Mannschaft (natürlich auch wieder die Eltern und Kinder) betritt das Spielfeld, alle klatschen.
11. »Anpfiff.« Ein Ball wird eingeworfen – die Babys sind die Spieler.
12. Den Ball schießen und »Tooor!« rufen.
13. »La ola« – wieder als Publikum machen Eltern und Kinder eine Welle der Begeisterung.
14. Weiter spielen lassen. Wieder »Tooor!« rufen und klatschen.
15. Eventuell Pfiff zur Pause (in verkürzter Form der Schlusspfiff), dann Anpfiff der 2. Halbzeit und Wiederholung der Punkte 10. bis 14.
16. Bei Spielende klatschen.
17. Als »Heimfahrt« die Punkte 6 u. 7 wiederholen.

Dieses Spiel ist ein Vorschlag von vielen – Ihrer eigenen Fantasie sind keine Grenzen gesetzt. Weitere Idee: »Wir fahren zum Camping« (jedes Kind sucht sich ein Spielzeug aus und nimmt es auf die »Reise« mit, ins Auto einsteigen, einen Berg hinauffahren und wieder hinunterrollen etc.). Solche Spiele haben einen hohen Unterhaltungswert und eignen sich jedoch nicht für die ersten Stunden, weil Kinder und Eltern dann meist noch zu befangen sind.

Sind nun alle Eltern und Kinder »aufgetaut«, üben wir das Streckentauchen.

Fortgeschrittenen-Phase

Streckentauchen mit Annehmen

Vater und Mutter (stellvertretend für andere Bezugspersonen so genannt) stellen sich gegenüber, wie schon beim Gleiten über und unter Wasser

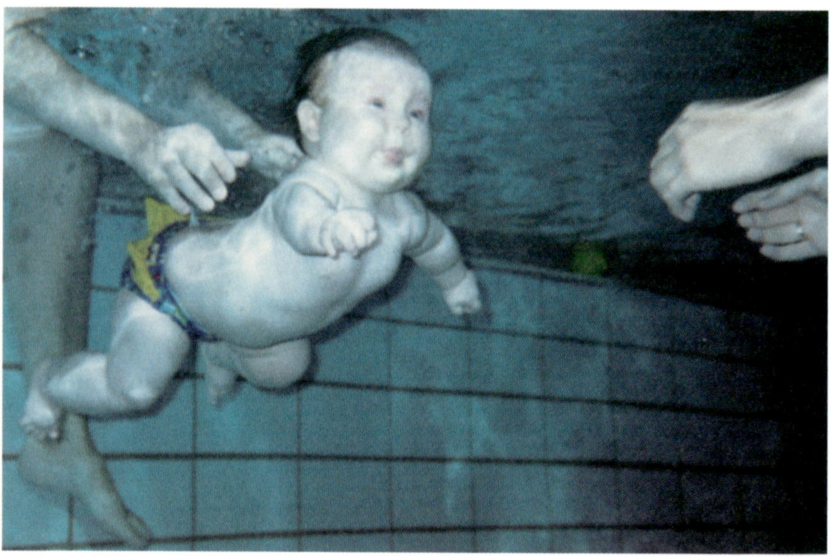

Wie ein Fisch im Wasser schwimmt das Baby zu den ausgestreckten Händen

beschrieben (siehe Seite 40 ff.), diesmal allerdings mit einem größeren Abstand, der zunächst etwa 2 m bzw. 2 große Schritte beträgt. Die Mutter bezeichnen wir als *Start,* den Vater als *Ziel.*

Am besten nimmt zunächst einmal die Mutter *(Start)* das Kind mit Blickkontakt zum Vater *(Ziel)* mit sich. Sie hält es von hinten am Becken bzw. am Brustkorb fest. Der Vater ruft das Kind und lockt es, zu ihm zu kommen. Erst bei Blickkontakt gibt er das Kommando zum Untertauchen. Die Mutter nimmt mit dem Kind eine Beugestellung ein, dabei braucht sie nicht einmal selbst unterzutauchen. Aber sie gibt dem Kind einen kräftigen Schwung in Richtung Vater.

Mögliche Probleme:

1. Manche Kinder verhalten sich jetzt sehr passiv. Sie lassen sich vom Schub der Mutter treiben und warten ruhig ab, bis sie der Vater annimmt.
2. Andere Kinder machen sofort eine Drehung zurück zur Mutter *(Start).* Ihnen erscheint der Startpunkt näher als das Ziel.

Zu 1. Bei weiteren Übungen kann der Vater unter Wasser ein kleines Stück zurückgehen oder einfach einen Moment länger warten, ohne das Kind anzunehmen, selbst wenn beide nur noch eine kleine Distanz trennt. Die meisten Kinder lernen: Wenn ich jetzt nichts tue, komme ich nicht an mein Ziel.

Zu 2. Die Mutter kann bei einem weiteren Versuch den Anfangsschwung verstärken, so dass die Distanz zum Ziel kürzer ist als zu ihr zurück.

Die meisten Kinder legen diese Tauchdistanz mit aktiven Kraul-, Arm- und Beinbewegungen zurück. Wichtig: Die Zielperson muss das Baby immer ganz ruhig annehmen. Wenn die Kinder hastig, ruckartig, ängstlich oder zu fest gegriffen werden, erschrecken Sie, selbst wenn der Tauchvorgang ganz problemlos verlaufen ist. Nach jeder Tauchphase sollte man eine Pause einlegen, um die Kinder nicht zu überanstrengen. Bitte zwingen Sie Ihr Kind niemals zum Tauchen! Es soll die Freude am Babyschwimmen behalten!

Haltetechnik: Einhand-Grifftechnik in Bauchlage

Diese Technik wird an der Sporthochschule Köln schon von Anfang an als Haltegriff empfohlen. Ich finde es jedoch besser, sie erst bei fortgeschrittenen Babyschwimmern anzuwenden. Spüren Sie bitte selbst, warum:

Bei der Einhand-Grifftechnik stützt man mit einer Hand den Brustkorb des Kindes, wobei auch die Balance reguliert werden soll. Die Finger des Haltenden müssen dabei gespreizt sein, um so die Auflagefläche möglichst breit zu halten, damit das Kind auch bei lebhaften und ruckartigen Bewegungen nicht entgleitet. Jedoch soll die Hand nur so weit unter den Brustkorb des Kindes geschoben werden, dass es die Möglichkeit hat, sein Köpfchen auf die Handwurzel zu stützen. Um das Kind ganz sicher zu halten, kann man am Anfang die zweite Hand auf den Rücken legen. Nach einiger Übung stellt man fest, dass durch den Auftrieb des Wassers die Gleichgewichtslage des Kindes zusätzlich stabilisiert wird. Mit der freien Hand sollte man Wasser über Kopf, Nacken und Rücken des Kindes schöpfen. Der Elternteil, der das Baby im Wasser hält, sollte so tief ein-

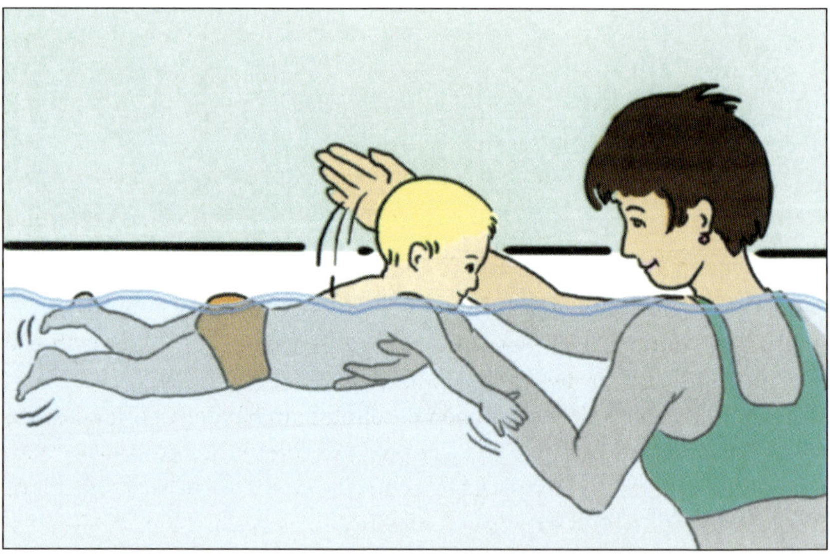

Die Brust des Babys ruht auf der gespreizten Hand des Haltenden tauchen, dass nur noch der Kopf über Wasser ist. Auf diese Weise befinden sich beide auf gleicher Augenhöhe, und das Gesicht des Kindes, besonders der Mund, kann gut beobachtet werden, um plötzlichem Wasserschlucken vorzubeugen. Wenn Sie nicht mehr so ängstlich und verkrampft wie am Anfang sind, wechseln Sie die Stützhand.

Entspannungsphase

Nach dieser schwierigen Übung sollten Kinder und Eltern entspannen. Mit den Händen oder Füßen halten Sie sich rückwärts an der Haltestange fest; das Baby liegt entspannt auf Ihrem Körper. Atmen Sie ruhig und regelmäßig – wunderbar mit einer schönen Musik. Tragbare Kassettenrecorder müssen natürlich vor Spritzwasser geschützt aufgestellt werden.

Streckentauchen ohne Annehmen

Die Eltern stellen nun wieder einen größeren Abstand zueinander her, so dass das Baby eine Strecke von 2 bis 4 m zu bewältigen hat. Die Mutter ist wieder der Startpunkt, sie taucht das Kind bei Blickkontakt zum Vater (oder einer anderen Bezugsperson) unter und gibt ihm einen Vorwärtsschub. Der Vater taucht gleichzeitig mit dem Kind unter, allerdings greift er diesmal nicht nach ihm, sondern hält ihm lediglich seine Hände entgegen. Diese soll das Kind ergreifen. Wenn es sein Ziel erreicht hat, fasst der Vater das Baby behutsam und hilft ihm zur Wasseroberfläche. Das Kind kann nun, immer unterbrochen von Pausen, zwischen Vater und Mutter hin und her tauchen, eventuell abwechselnd mit Greifen und Gegriffenwerden, also mit und ohne Annehmen.

Achtung! Besonders bei dieser Übung werden sich große Unterschiede zwischen den Babys herauskristallisieren. Es gibt Kinder, denen das Streckentauchen großes Vergnügen bereitet; man hat das Gefühl, dass sie lieber unter Wasser als über Wasser sind. Mit diesen Kindern kann man schon nach kurzer Zeit die Tauchstrecke erweitern. Sie bewegen sich mit außerordentlicher Eleganz und Geschwindigkeit auf ihr Ziel zu. Bei längeren Distanzen empfehle ich zunächst einem Elternteil, als sogenannter »Co-Pilot« mitzutauchen und die Richtung vorzugeben.

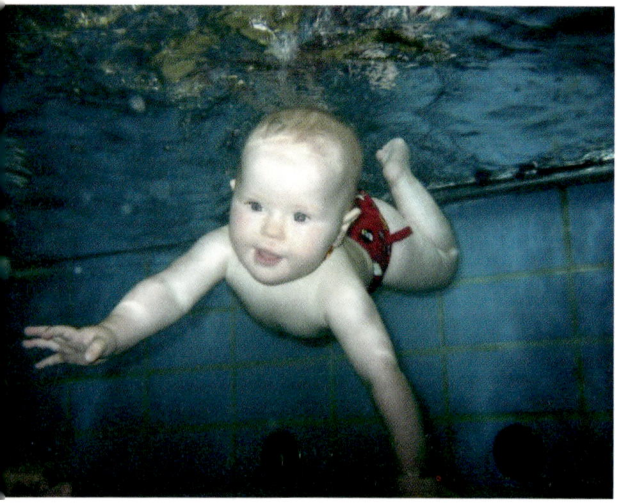

Streckentauchen ohne Annehmen

Andere Kinder hingegen weinen schon nach dem ersten Tauchversuch. Doch nun, da schon einige Übungsstunden absolviert sind, haben wir bereits Erfahrungen mit diesen Kindern: Sind sie immer noch etwas ängstlich und passiv? Haben sie vielleicht nur einen schlechten Tag? Oder mögen sie einfach nicht gerne tauchen. Wir versuchen, sie im Wasser zu beruhigen und mit anderen Übungen abzulenken. Das Tauchen kann, nach Absprache mit dem Kursleiter, eventuell noch einmal vor dem Verlassen des Schwimmbeckens geübt werden.

Loben Sie Ihr Kind nach dem Streckentauchen. Diese kleinen Menschen vollbringen hier eine großartige Leistung!

Springen vom Rand

Das Springen vom Rand sollte nicht vor Ende des 1. Lebensjahres mit dem Kind geübt werden, weil es davor wahrscheinlich noch nicht frei stehen kann. Zunächst wird das Kind an den Händen gefasst und ohne Tauchen aus dem Sitz, ältere Kinder auch aus dem Stand, sanft ins Wasser gezogen. Schrittweise bauen wir das passive Ins-Wasser-gezogen-werden des Abrollers aus, indem das Kind nur noch, an einer Hand gefasst wird, bis es schließlich von sich aus springt.

Viele Kinder können zum Springen auch zusätzlich motiviert werden, indem man sie vom Becken aus mit Wasser anspritzt und durch Gesten, Mimik und Worte zum Sprung ermuntert. Äußert das Kind seine Lust am Springen, sollte dieser Vorgang beliebig oft wiederholt werden. Dabei kann eine Bewegungsfolge angestrebt werden: Gleiten – Tauchen zum Beckenrand – Herausklettern (eventuell mit Unterstützung) – Sitzen – Ausruhen – Springen.

Gleiten von der Treppe

Ich möchte an dieser Stelle noch eine andere Möglichkeit des selbstständigen Eintritts ins Schwimmbecken aufzeigen. Viele Becken verfügen über eine Treppe. Auf die Stufen kann man das Kind setzen.

Hier soll es so tief sitzen, dass es bis zu den Achselhöhlen im Wasser ist. Durch das tiefe Eingetauchtsein treibt das Kind auf; achten Sie deshalb bitte auf eine stabile Sitzposition. Falls das Kind noch nicht alleine sitzen kann, sollte sich eine zweite Person hinter das Kind auf die Treppe setzen, um es zu stützen. Locken Sie das Kind nun, indem Sie sich hinknien und so wieder auf Augenhöhe mit ihm sind. Der Abstand ist zunächst so gering, dass das Kind nur die Arme auszustrecken braucht, um Sie zu ergreifen. Das Ziel der Übung ist, dass das Kind sich nach dem Ausstrecken der Arme mit den Füßen von der Treppe abstößt und so in Bauchlage zu Ihnen gleitet. Hierbei empfehle ich, längere Zeit den Abstand zwischen Kind und Elternteil möglichst gering zu halten. Es ist höchstens ein ganz kurzes Tauchen beabsichtigt.

Rückenschwimmen zur Entspannung

Mit der haltenden Hand bildet man eine breite Fläche, die nur eben den Hinterkopf des Kindes stützt. Begünstigt durch die Auftriebskraft des Wassers kann man das Kind so in einer schwebenden Lage halten und leicht führen. Mit Ihrer freien Hand sollten Sie Wasser über die nicht eingetauchten Körperteile des Kindes schöpfen.

Während die meisten Kinder in der Bauchlage aktiv sind und oft heftig strampeln, verhalten sie sich in der Rückenlage eher passiv, da sie hier weniger aufregenden Reizen ausgesetzt sind. Ein Mangel an Bewegungsreizen in dieser Lage wird für den Säugling auf die Dauer langweilig. Deswegen sollte man sich bemühen, ständig variierende Reize anzubieten. So kann man das Kind in verschiedene Richtungen, schnell oder langsam durch das Wasser ziehen, kurz seine Hände und Arme berühren, über Bauch und Brust streicheln, gegen seine Fußsohlen drücken und den Gesichtskontakt und -abstand zum Kind ändern.

Kinder bevorzugen normalerweise die Bauchlage. Die Rückenlage kann aber nach vorangehenden schwierigen Übungen, wie in dieser Stunde, zur Entspannung dienen. Oft zeigen die Babys durch Drehbewegungen von selbst, dass sie lieber in die ihnen sichtlich angenehmere und wohl auch »spannendere« Bauchlage zurück wollen.

Vom Rand weg – zum Rand hin

Jetzt kombinieren wir den Abroller oder das Springen vom Rand mit dem Gleiten zurück zum Rand. Zunächst nehmen wir einen geringen Abstand zum Rand ein, dann aber vergrößern wir die Distanz kontinuierlich. Die Säuglinge können nun, nachdem sie ausreichend geübt sind, schon etwa 10 Sekunden lang tauchen.

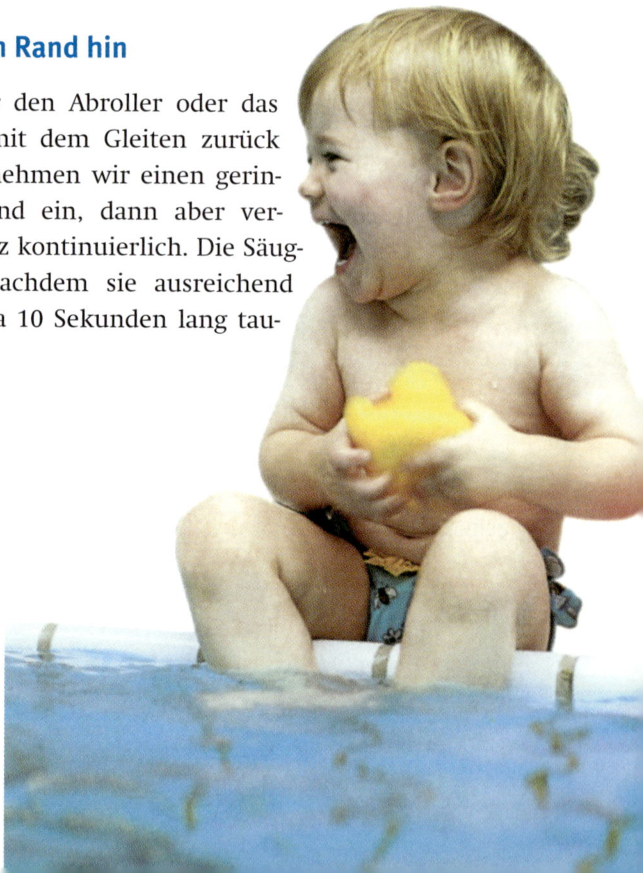

Das Wichtigste am Babyschwimmen ist die Freude an den Aktivitäten im Wasser

Kreativteil

Lustlosigkeit und Lernstillstand

Es sollen hier einige Anregungen gegeben werden, wie man sinnvoll mit dem Kind im Wasser spielen kann und welche Variationsmöglichkeiten des Spielens es gibt. Den kreativen und fantasievollen Wasserspielideen der Eltern sind keine Grenzen gesetzt, vorausgesetzt sowohl das Kind als auch die Eltern haben Spaß daran. Die Leitidee sollte dabei sein: Üben – Spielen – Loben – Neue Reize setzen. Diese Schritte müssen sich regelmäßig abwechseln. Viele Eltern neigen dazu, ihrem Kind immer wieder etwas Neues präsentieren zu wollen, in der falschen Annahme, dem Kind könnte es langweilig werden.

Nicht alle Kinder zeigen in ihrer Entwicklung im Wasser eine stetig steigende Tendenz. Jedes Kind hat Phasen, in denen es stehen bleibt oder sogar Rückschritte macht. Das gilt auch für so genannte Senkrechtstarter: Kinder, die ohne Probleme sofort tauchen, alle vorgegebenen Übungen freudig absolvieren und nach einiger Zeit lange Strecken tauchen. Sie werden von vielen bewundert und natürlich gerne »vorgezeigt«, aber auch bei diesen Kindern kann es zu Phasen kommen, in denen sie keine sichtbaren Fortschritte mehr machen. Gründe für diesen scheinbaren Stillstand und die Lustlosigkeit, etwas Neues zu erlernen, sind die oben erwähnten so genannten Lernplateaus: Neu erworbene Fertigkeiten und Eindrücke muss das Kind verarbeiten und in seine Verhaltens- und Erlebnisstruktur eingliedern.

Das Syndrom der Echternacher Springprozession

Lernstillstand oder sogar Rückschritte kann man als das Syndrom der Echternacher Springprozession bezeichnen. Bei dieser seit dem 8. Jahrhundert in Luxemburg stattfindenden christlichen Prozession zu Ehren des heiligen Willibrord gehen die Teilnehmer zwei Schritte vor und einen zurück. So ist es auch im menschlichen Leben: Es kann nicht ununterbrochen vorwärts gehen; auch Rückschritte sind normal und müssen akzeptiert werden.

Dies beansprucht unter Umständen viel Zeit, da Neuerlerntes nicht einfach als ein weiteres Teilstück an bislang vorhandene Fertigkeiten angehängt wird. Vielmehr vollzieht sich eine mehr oder weniger tiefgreifende Umorganisation der gesamten körperlich-seelischen Einstellung. Mit Geduld und Verständnis ist diese Zeit zu überbrücken, d.h. verzichten Sie darauf, das Kind mit neuen Übungen und Reizen zu bedrängen. Statt dessen sollte das bereits Gelernte wiederholt, variiert und vertieft werden.

Manchen Eltern rate ich, noch einmal ganz von vorne, also ab der 1. Stunde, anzufangen oder zu spielen. Außerdem sollte man sich immer vor Augen halten, dass die psychischen und physischen Fähigkeiten und Fertigkeiten bei Kindern im Säuglings- und Kleinkindalter sehr unterschiedlich sind und auch die Reaktionen der Eltern variieren.

Spielanregungen zum Überwinden von Lustlosigkeit und Lernstillstand

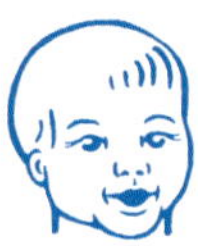

Gemeinsames Rückenkraulen

Nehmen Sie die Rückenlage ein. Jetzt legen Sie das Kind auf Ihren unteren Brustkorb und versuchen, mit dieser »Last« selbst rückenzuschwimmen. Das ist ein gutes Training auch für Sie! Allerdings benötigt man ausreichend Platz.

Rucksackschwimmen

Vielleicht fällt es Ihnen leichter, sich das Kind auf den Rücken zu legen. Statt zu schwimmen kann man auch zunächst vorwärts hüpfen und dabei die Hände des Kindes festhalten – das macht den etwas Größeren immer viel Spaß. Sie feuern ihre Eltern richtig an. Dieses Spiel mache ich auch gerne mit einer Elterngruppe als Wettspiel. Versuchen Sie vielleicht auch einmal, mit dem Kind auf dem Rücken brustzuschwimmen. Ich habe auch schon ganz mutige Mütter beobachtet, die als Steigerung hierzu gemeinsam mit ihren Kindern auf dem Rücken tauchten. Hüpfen – schwimmen – tauchen!

Turnen auf den Eltern

Fassen Sie Ihr Kind an beiden Händen und lassen Sie es im Wasser turnen. Es macht den Kindern großen Spaß, mit den Füßen auf Vaters oder Mutters Bauch zu klettern oder sich abzustoßen.

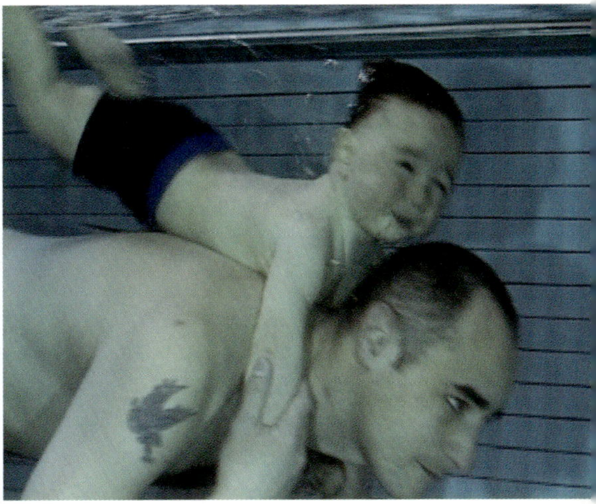

Väter sind toll fürs Rucksack-Tauchen

Hoch- und Zuwerfen

1. Werfen Sie das Kind in die Luft und fangen Sie es kurz über dem Wasser wieder auf – so als wollten Sie mit einem Ball spielen, ganz behutsam natürlich.
2. Werfen Sie das Kind wieder hoch – diesmal beim Auffangen aber kurz eintauchen lassen und mit Schwung wieder hochheben. Einigen Kleinen, die ansonsten gar nicht so gerne tauchen, macht dieses Spiel viel Freude!
3. Oder aber zwei Erwachsene stellen sich einander gegenüber und werfen das Kind – ganz sacht und behutsam – zwischen sich hin und her.

Schwimm-Meister, mit Windel und Schlauch

Viele Eltern erinnern sich an die alten Schwimm-Meister-Ringe, die man um die Brust gelegt bekam; vom Rand aus zog der Schwimm-Meister seinen Schüler an einer Stange durch das Becken. Dies kann man heute improvisieren, etwa mit einer Stoffwindel oder einem Handtuch, das dem Kind um die Brust gelegt wird. Die Eltern halten die Enden fest und bewegen die Kinder so durchs Wasser.

Bunte Kunststoffschläuche gibt es in Spielwarenläden; davon braucht man etwa 1 m. Mit diesen Schläuchen kann man viel machen und schön spielen, zum Beispiel telefonieren, wettziehen, Eisenbahn spielen, daran festhalten, in Bauch- und Rückenlage ziehen.

Motorboot

Mein Sohn hat diesem Spiel, sobald er sprechen konnte, den Namen »Motorboot« gegeben. Wir fassen dabei beide Hände des Kindes und lassen es mit Schwung im Bogen um uns kreisen. Es pflügt mit Bauch, Brust und Beinen durch das Wasser. Dies Spiel mögen Kinder oft so lange wiederholen, dass man sie nach einiger Zeit unter den Achseln halten sollte, um die Schultergelenke zu entlasten. Ganz nach Belieben steigert man die Geschwindigkeit, und natürlich muss man dazu Motorengeräusche machen.

Gemeinsames Hüpfen oder Tanzen

Wir nehmen engen Körperkontakt mit dem Baby auf, legen also die Kinderarme um unseren Hals und umarmen gleichfalls das Baby. jetzt hüpfen wir gemeinsam zuerst auf der Stelle, dann durch das Schwimmbecken.

Wir steigern dabei die Intensität, sowohl bei der Geschwindigkeit wie auch bei dem Bewegungsausmaß. Hierbei kann man auch wieder gemeinsam tauchen, allerdings nur ganz kurz, und dann wieder hochspringen. Mit einem kleinen Vers macht das noch viel mehr Spaß:

Ich zähle bis 1000 – die Mühle geht sausend
(um die eigene Achse drehen),

ich zähle bis 10 – die Mühle bleibt stehn
(anhalten),

ich zähle bis 100 – die Mühle geht unter
(tauchen).

Darf ich bitten? Mit passender Musikuntermalung kann man auch ein gemeinsames »Wassertänzchen« wagen.

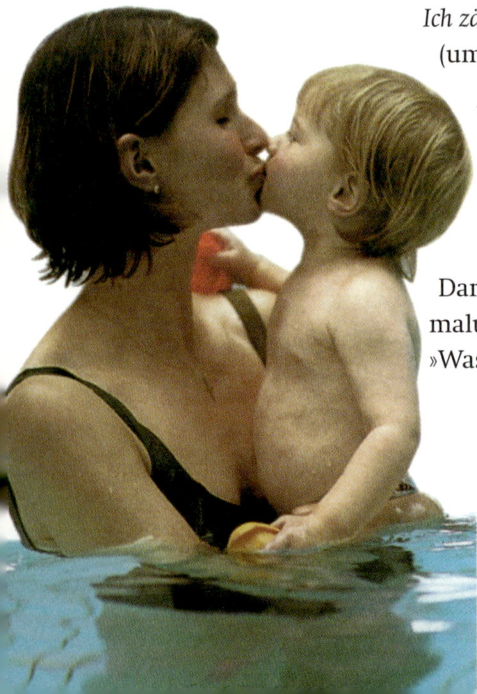

Zärtlichkeit und enger Körperkontakt helfen über Unlust hinweg

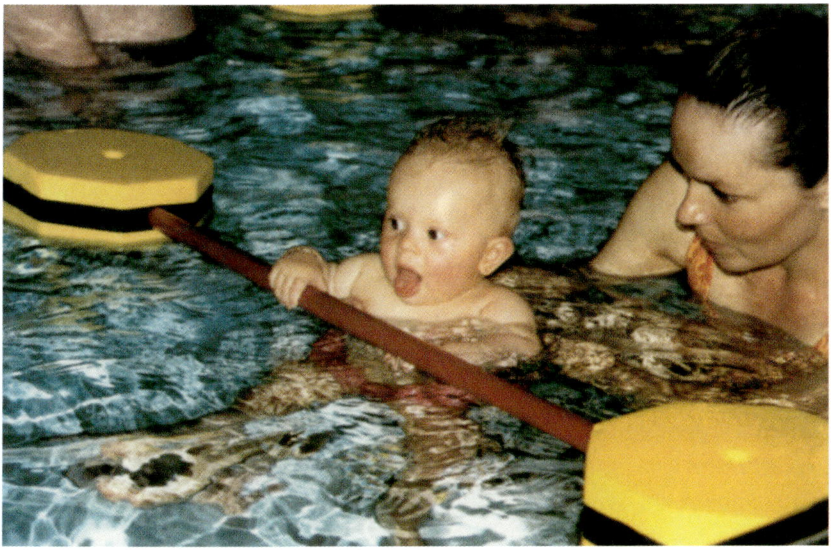

Gern lassen sich die Kleinen durch das Wasser schieben oder paddeln selbst

Übungen im Sitzen bzw. Krabbeln im Planschbecken

Nicht alle Schwimmbäder verfügen über einen Hubboden, also einen hydraulisch auf jede beliebige Höhe anhebbaren Boden. Hubböden findet man normalerweise in Lehrbädern; sie sind eine optimale Lösung, denn man kann die Wasserhöhe genau bestimmen. Falls sich Ihnen diese Möglichkeit nicht bietet, gibt es bei Ihnen im Schwimmbad vielleicht ein separates Kleinkinderbecken, das Sie bisher noch nicht genutzt haben. Für den Sommer können Sie ein kleines aufblasbares Becken kaufen. Manche Eltern stellen auch ein Planschbecken mit warmem Wasser im Kinderzimmer auf.

Hier gibt man den Babys nun die Möglichkeit, sich alleine zu bewegen. Sie drehen sich und krabbeln, und selbst wenn sie »an Land« noch lange nicht krabbeln können, klappt es im Wasser schon. Manche Babys sitzen auch gerne nur im Wasser und patschen mit den Händen auf die Wasseroberfläche. Es macht große Freude, ihnen zuzusehen. Richten Sie Ihr Baby mit langsamen, ruhigen Bewegungen wieder auf, falls es einmal umkippt, doch meistens stemmen sie sich selbst wieder hoch. Bitte trotzdem niemals ohne Aufsicht lassen!

Wiederholung vorangegangener Übungseinheiten

Alle Eltern können mit ihren Babys die von mir in diesem Buch vorgestellten Übungen und Spiele beliebig oft wiederholen, natürlich auch anders kombinieren und variieren, bis das Kind ca. 1 Jahr als ist.

Wenn die Kinder regelmäßig am Schwimmen teilgenommen haben, beobachtet man bei den meisten großes Vertrauen zum Wasser und viel Freude an den Bewegungsmöglichkeiten und am Spiel in diesem Medium. Außerdem genießen die Kinder natürlich das intensive Zusammensein mit den Eltern. Durch das Erlernen neuer motorischer Fertigkeiten wie Krabbeln und Laufen vergrößert sich der Aktionsradius ständig. Vom Beckenrand gelingt der Sprung aus dem Stand, und auch die Tauchstrecken werden allmählich erweitert. Außerdem wird angestrebt, dass das Kind tauchend ein Ziel erreicht – Mutter, Vater, Beckenrand, Spielzeug etc. Nun wiederholen wir vorangegangene Übungen.

Aber bitte entwickeln Sie keinen falschen Ehrgeiz – das Kind braucht an dieser Stelle nicht das Kursprogramm, wie beschrieben, durchlaufen zu haben. Auf keinen Fall sollte man die eigene Erwartungshaltung derart auf das Kind übertragen, dass man es zu bestimmten Aktivitäten zwingt. Haben Sie Geduld mit Ihrem Kind! Wichtig ist es auch, dass Eltern nur positiv reagieren und nie durch eigene Unmutsäußerungen dem Kind zu verstehen geben, dass es ihre Erwartungen nicht erfüllt. Eine Negativeinstellung überträgt sich auf das Kind und nimmt ihm den Mut und die Freude am Schwimmen!

Wiederholen Sie nun deshalb jene Übungen, die Ihrem Kind im Lauf des Kurses besonders viel Spaß gemacht haben! Sie werden erstaunt sein, welche Fortschritte Ihr Kind von Anfang bis hierher gemacht hat.

Spiele zum Abschluss

In den meisten Fällen haben die Kinder inzwischen ein gut ausgebildetes Balancegefühl, so dass sie gut mit der Schwimmhilfe zurecht kommen.

Alle Eltern schieben ihre Kinder, sozusagen zum Verabschieden, in die Beckenmitte. Dann treten die Eltern zurück – ob sie uns wohl noch brauchen? Damit der Abschied nicht allzu schwer fällt, hier noch einige Spielanregungen.

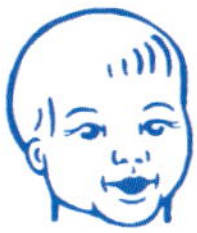

Tanken gehen

Alle Kinder reihen sich im Wasser auf, paddeln an der Kursleiterin (oder einem Elternteil) vorbei und werden mit einer Spielgießkanne begossen. Ein schönes Abschiedsspiel.

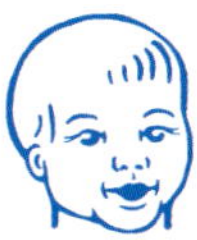

Ich hab gefischt

Die Gruppe bildet einen Kreis, die Eltern halten die Kinder in der für beide angenehmsten Haltung, ein Erwachsener mit Kind ist der Fischer; er geht im Kreis herum und sagt den Reim:

Ich hab gefischt, ich hab gefischt,
ich hab die ganze Nacht gefischt
und keinen Fisch erwischt.

Bei »keinen Fisch erwischt« titscht der Fischer ein Baby ab, das nun gemeinsam mit seiner Mutter der Fischer ist. So lange spielen, bis alle Eltern-Kind-Paare dran waren.

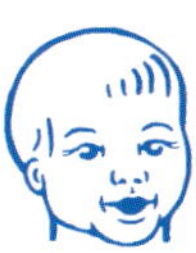

Fischer, Fischer, wie tief ist das Wasser?

Eltern und Kinder versammeln sich an einer Beckenseite, der Kursleiter oder ein Elternteil stellt sich als Fischer auf die andere Seite.

Die Gruppe ruft:
»Fischer, Fischer, wie tief ist das Wasser?«

Der Kursleiter antwortet:
»2 Meter, 2 Meter! « (Je nach Wassertiefe)

Die Gruppe ruft:
»Wie kommen wir am besten hinüber?«

Der Kursleiter antwortet:
»Mit laufen! « (oder hüpfen, tanzen, trippeln, tauchen etc.)

Auf die angegebene Art bewegt sich die Gruppe durch das Wasser und der Fischer versucht, einen Elternteil mit Baby zu fangen, der dann in der nächsten Runde der Fischer ist.

Der Strampler

Der Hinterkopf des Kindes liegt je nach Wasserhöhe an Ihrem Oberbauch oder Brustbein; Sie stehen im Wasser, das Kind liegt also auf dem Rücken. Greifen Sie an die Oberschenkel des Kindes und strampeln Sie die Beinchen passiv. Sie können bei dieser Übung entweder stehen oder sich rückwärts fortbewegen. Nach einer gewissen Zeit hören Sie auf, die Beine des Babys zu bewegen – das Baby sollte nun die Bewegung eigenständig fortführen. Eignet sich auch als Wettspiel.

Dieselbe Übung kann man auch durchführen, während das Baby in Bauchlage ist; der Kopf des Babys ruht dabei auf Ihren Unterarmen, so dass Ihre Hände an den Oberschenkeln des Kindes enden und diese passiv bewegen können; dabei rückwärts durch das Becken gehen.

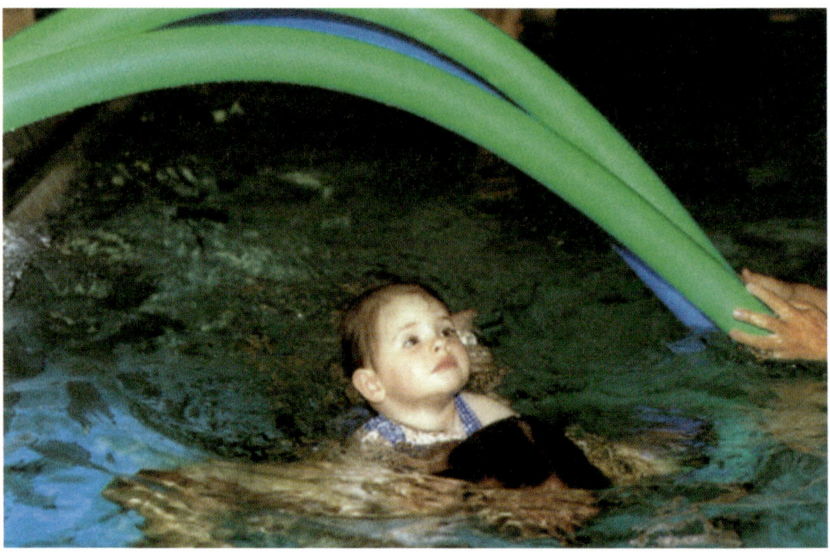

Aus Poolnudeln kann man einen Torbogen bilden – eine weitere schöne Spielidee

Spiegelspiel

Kinder und Eltern haben im Babyschwimmkurs viel gelernt – am Ende der letzten Stunde zeigen wir uns gegenseitig, was wir alles können! Ein Eltern-Kind-Paar macht eine Übung oder einfache Aktivität vor, die anderen sind der »Spiegel« und machen es nach. Ganz mutige Eltern-Kind-Paare tauchen auch gemeinsam! Aber Vorsicht vor falschem Ehrgeiz: Wenn Sie und Ihr Kind nicht jede der vorgeführten Aktivitäten perfekt nachmachen können, ist das sicher kein Grund, enttäuscht zu sein – bestimmt haben auch Sie Ihre »Paradeübung«!

Hangeln am Beckenrand oder an der Haltestange

Wir halten uns neben unserem Kind an der Haltestange oder am Beckenrand fest. Senken Sie sich so weit, dass Sie sich auf derselben Höhe wie Ihr Kind befinden, hocken Sie z. B. die Beine an. Machen Sie dem Kind zunächst die von ihm vollführten Bewegungen nach: Klimmzug, am Beckenrand hochsteigen, untertauchen, sich mit einer Hand halten. Beginnen Sie sich jetzt ganz langsam von dem Kind zu entfernen. Hangeln Sie sich am Rand oder der Stange entlang und locken Sie Ihr Kind mit. Es wird Ihr Kind ungeheuer stolz machen, wenn es Ihnen selbstständig folgen kann.

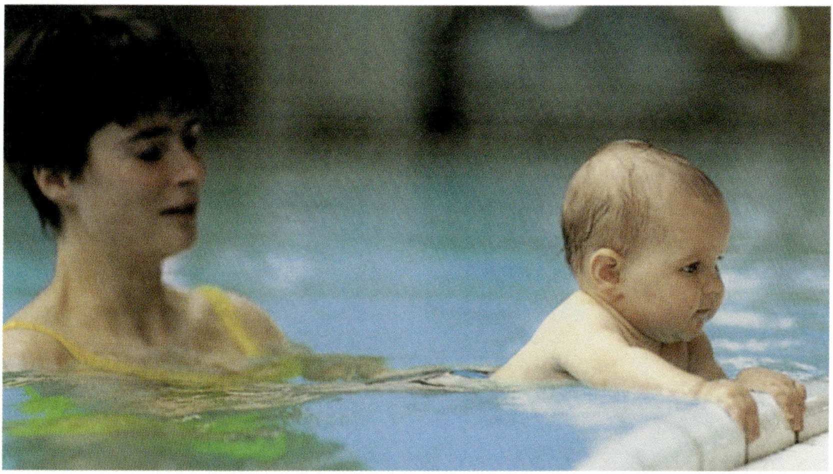

Durch das Hangeln am Rand stellt das Kind seine Selbstständigkeit unter Beweis

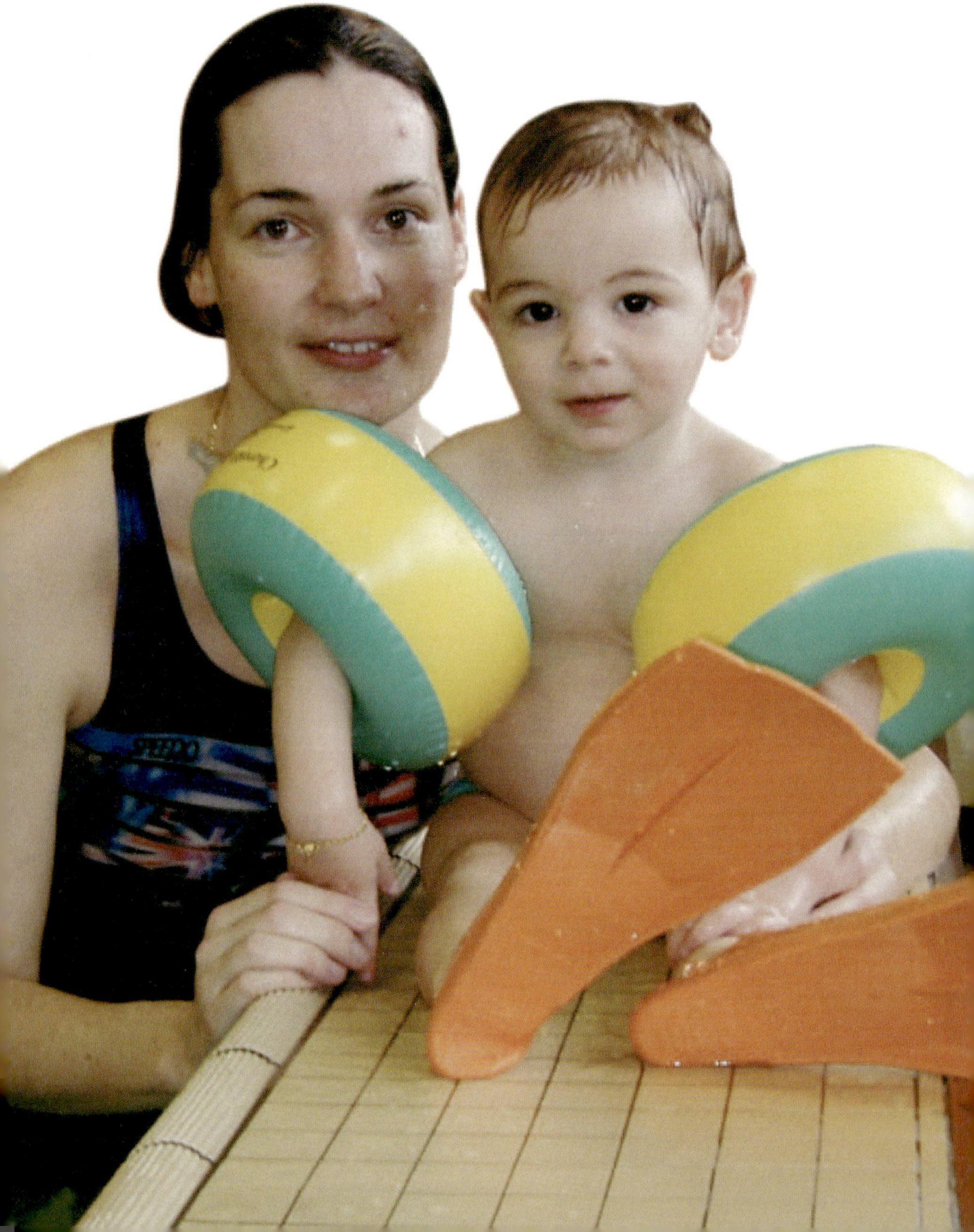

Anleitungen und Spiele für 1- bis 3-Jährige

Auch wenn Ihr Kind im 1. Lebensjahr nicht am Babyschwimmen teilgenommen hat, wird es vermutlich viel Spaß an den folgenden Übungen und Spielen im Wasser haben. Dabei geht es nicht nur darum, den Kindern das Schwimmen beizubringen, sondern ihren Bewegungsspielraum spielerisch zu vergrößern, ihr Vertrauen in die eigenen körperlichen Möglichkeiten und Fähigkeiten zu stärken, im Rahmen der vielen Gruppenspiele Erfahrungen mit Gleichaltrigen zu sammeln und nicht zuletzt durch das gemeinsame Erleben in einem »ungewohnten Element« die Eltern-Kind-Beziehung zu festigen. Das Wichtigste soll immer sein, dass sowohl die Kinder als auch die Eltern Spaß im Wasser haben.

Sinn des Kleinkinderschwimmens

Mit Vollendung des 1. Lebensjahres erlöschen beim Baby die angeborenen Primitivreflexe. Einer dieser Reflexe ist der Atemschutzreflex, den wir uns beim Babyschwimmen zum Tauchen, den frühestmöglichen selbstständigen Bewegungen, zunutze gemacht haben. Der genaue Zeitpunkt des Verschwindens dieses Reflexes ist bei jedem Baby unterschiedlich, jedoch wird vermutet, dass er sich bereits vor dem 12. Lebensmonat zurückbildet. Bei Babyschwimmern kann der Atemschutzreflex, nach Rücksprache mit Kinderärzten, jedoch noch lange intakt bleiben, denn er ist in erlerntes Verhalten umgebildet worden. Allerdings sollten die Kinder ohne Unterbrechung am Schwimmen teilgenommen haben (mindestens ein Mal wöchentlich).

Weiterhin beobachtet man, dass Kinder ab dem 1. Lebensjahr bzw. dem Moment, in dem sie frei laufen können, ihre Bewegungswahl auch im Wasser gerne selbst treffen wollen. Sie möchten üben und nicht mehr »beübt« werden. Deshalb sollte man sie nicht ständig in ihren eigenen Aktivitäten stören, sondern nur versuchen, sie zum Mitmachen zu animieren. Bei manchen der für 1- bis 3-Jährige konzipierten Übungen haben die jüngeren Kinder auch schon einmal Schwierigkeiten; andere haben schlichtweg keine Lust.

In den folgenden, von mir entwickelten Übungseinheiten wird versucht, die Kinder bereits an Gruppenaktionen zu beteiligen. Hierbei habe ich die besondere Begeisterung der Mütter gespürt und bemühe mich auch weiterhin, neue Übungen als Gruppenübungen zu konzipieren. Des Weiteren wird spielerisch versucht, mit dem Wasser und gegen den Wasserwiderstand zu arbeiten. Hierdurch wird die Muskulatur der Kinder gekräftigt, Ausdauer und vegetative Umstimmung (»Abhärtung«) gefördert, die Atmung angereizt, Gelenke und Wirbelsäule schonend trainiert. Natürlich versuchen wir auf freies Schwimmen hin zu üben – was aber bis jetzt nur selten bei noch nicht 2-jährigen ehemaligen Babyschwimmern gelang. Kontaktfreudigkeit spürt man in diesem Alter bei fast allen Kindern, außerdem einen ungeheuren Bewegungsdrang – beides kann man sinnvoll im Wasser ausnützen und steuern.

Auch die Förderung der Mutter-Kind-Beziehung kommt nicht zu kurz. In meinen Übungen rege ich zu intensiven Körperkontakten zwischen den beiden an, aber auch zum gemeinsamen Erleben und Entspannen. Nach der Nähe sollte dann das behutsame Lösen erfolgen. Besonders interessant ist es, den Kleinen einmal als stiller Betrachter zuzusehen. Deshalb lassen Sie sich bei allen angebotenen Übungen Zeit, um die Kreativität der Kleinen zu beobachten. Viele Übungen habe ich mir bei den Kinderschwimmern selbst abgeschaut.

Ziele des Kurses

Die Eltern sollten sich sowohl über die eigenen Erwartungen als auch die für ihr Kind erhofften Ziele des Kinderschwimmens klar sein. Mögliche Ziele für das Kind wären: Die Scheu vor dem Wasser zu verlieren und Wasserspritzer im Gesicht zu tolerieren; das Tauchen kurzer Distanzen; das selbstständige Festhalten am Beckenrand; selbstständiges Vorwärtskommen im Wasser etc. Elternziele könnten sein: Das Erkennen der

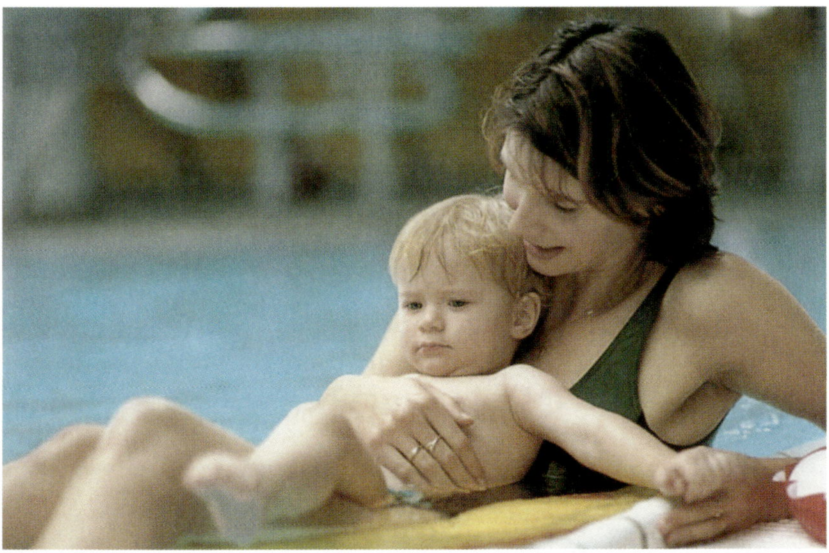

Enger Körperkontakt und gemeinsame Aktivitäten verbinden Eltern und Kind

Selbstständigkeit des Kindes; das Ausloten dessen, was sie dem Kind zutrauen können; das Erkennen, welche Hilfsmittel oder Hilfestellung das Kind noch benötigt, um sich über Wasser zu halten. Das wichtigste Ziel für beide ist aber die Freude am gemeinsamen Erleben.

Praktische Umsetzung

Schön wäre es, wenn Ihnen zum Nachvollziehen der Kursabläufe ein Schwimmbecken mit Hubboden zur Verfügung stünde, da ich bei den vorgestellten Übungen mit verschiedenen Wassertiefen arbeite. Dies gestaltet die ganze Sache natürlich interessanter. Haben Sie diese Möglichkeit nicht, müssten Sie sich für die Laufhöhe von ca. 50 bis 80 cm ins Nichtschwimmerbecken begeben und für die Schwimmhöhe von etwa 1,30 m das Schwimmerbecken benützen. Haben Sie lediglich eine Wasserhöhe zur Verfügung, so sind Sie an eine gewisse Auswahl von Übungen gebunden.

Informieren Sie sich immer über die Wasserqualität. Achten Sie darauf, dass das Schwimmbecken wenig Chlor bzw. Chlorgas enthält. Je weniger das Becken benutzt wird, umso geringer ist der Chlorwert. Die Gesundheitsämter haben ein waches Auge darauf, sobald Baby- oder Kinderschwimmen öffentlich angeboten wird. Wir sollten dafür dankbar sein. Noch nie habe ich, nicht einmal bei zu Ekzemen neigenden Kindern, Klagen gehört. Die Chlorung oder Ozonzugabe ist wichtig, damit das Wasser keine Keime enthält und Urin neutralisiert wird. Dem »großen Geschäft« wird mit einem eng sitzenden Höschen vorgebeugt.

Lehr- und Übungsmittel

Bei den folgenden Übungsvorschlägen finden Sie einige, die Übungsgeräte erfordern. Das eine oder andere wird Ihnen sicherlich fehlen, vor allem wenn Sie diesen Kurs in Eigenregie durchführen. Aber sicher können Sie das Meiste improvisieren. Einen Ball hat jeder, und es braucht auch kein Gymnastikstab zu sein – ein Besenstiel tut's ebenso. Eine lohnende Anschaffung ist in jedem Fall eine Spielgießkanne; sie ist das begehrteste Übungsmittel überhaupt. Ebenso wichtig sind Schwimmhilfen wie Schwimmflügel, Poolnudeln, Schwimmsprossen, Airex-Matten, Bälle, Schwimmbretter und Swimis (Näheres dazu finden Sie auf Seite 41).

Startphase und Warm-up

Gemeinsames Duschen

Nun wollen wir zur Tat schreiten – das heißt wir gehen, falls möglich, unter der Dusche hin und her; Viele Kinder mögen dies zunächst allerdings nicht. Nach dieser »Mutprobe« gebe ich einigen Kindern den Schlauch mit dem Duschkopf (wenn vorhanden) in die Hand. Sie werden sehen, wie gerne sich die Kinder von anderen Kindern duschen lassen.

Um scheue Kinder mit dem Wasser vertraut zu machen, verzichtet man beim ersten Mal lieber auf die Dusche und geht spielerisch vor: durch die Begrüßung mit der Spielzeuggießkanne und einem kleinen Lied zu einer dem Kind bekannten Melodie:

Tropf, tropf, tropf,
Wasser auf dem Kopf,
das macht die Haare nass,
hei, das ist ein Riesenspaß.

Die Spielzeuggießkanne ist ein ganz wichtiges Übungsmittel, für viele Kinder wird sie im Lauf des Kurses geradezu unentbehrlich. Sie dient als Trost (zum liebevollen Begießen) sowie als Zugelement für Gleitübungen.

Am Rand sitzen und strampeln

Jetzt setzen wir uns alle nebeneinander an den Beckenrand. Die Mütter zeigen, wie man mit den Beinen im Wasser strampelt. Die Kinder bemühen sich, es genauso feste nachzuahmen. Besondere Freude haben die Kleinen, wenn Sie, also die Erwachsenen, sich vor ihre gestrampelten Wellen stellen.

Im Wasser laufen

Einige Kinder wollen nun ins Wasser; hier lassen wir sie zunächst einmal bei einer Wassertiefe von ca. 80 cm (bzw. so, dass ihnen das Wasser »bis zum Hals steht«) gegen den Wasserwiderstand laufen. Sind die Kinder

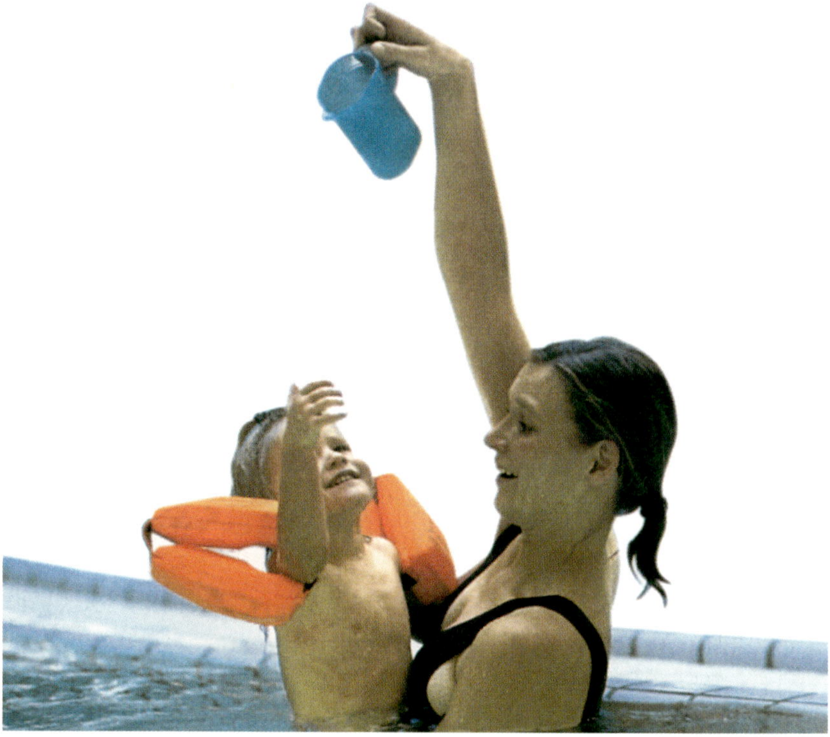

Begrüßungsspiel mit Gießkanne oder Becher

noch zu klein, halten die Eltern sie vor dem Bauch und laufen gemeinsam mit ihnen durch das Wasser. Teilweise fällt ihnen das selbstständige Laufen ganz schön schwer, vor allem wenn sie schneller werden wollen oder gar rennen möchten. Kinder, die noch unsicher laufen, oder auch Kinder, die orthopädische Spreizschienen außerhalb des Wassers tragen, sollten erst an der Hand laufen – die Unsicherheit gibt sich dann schnell. Trotzdem muss man auf diese Kinder immer ein größeres Augenmerk haben.

Das Begrüßungsspiel

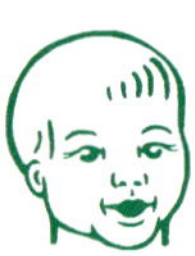

Inzwischen haben Eltern und Kinder schon einmal etwas Gelegenheit gehabt, sich gegenseitig zu beäugen; nun stellen sie sich im Kreis auf. Ein Elternteil nennt den Namen seines Kindes und seinen eigenen – die etwas älteren Kinder können sich selbst vorstellen. Ist der Name genannt, macht das Kind bzw. der Elternteil eine kleine Übung vor, die alle anderen dann mitmachen, z. B.: zusammen zur Mitte hopsen, auf das Wasser klatschen, mit den Füßen strampeln, zusammenkommen und sich gegenseitig mit den Füßen berühren, im Kreis tanzen, auf dem Bauch bzw. Rücken gleiten, sich gegenseitig an den Händen hochziehen, mit dem Mund im Wasser blubbern, sich das Kind auf die Schultern setzen, vom Beckenrand springen.

Hallo, Fuß!

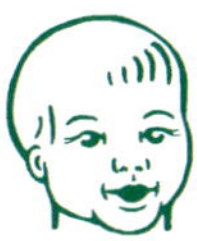

Lassen Sie Ihr Kind, dem Sie nun Schwimmflügel angelegt haben, mit einem anderen Kind Fußkontakt aufnehmen. Die beiden werden sich dabei anlachen, die Fußsohlen aneinander reiben und sich vielleicht auch noch die Hände reichen. Reihum stellt jeder mit jedem Fußkontakt her und alle nennen ihren Namen bzw. den der Kinder so lange, bis jeder jeden kennt. Bei einer sich anfangs völlig fremden Gruppe ist es also eine gute Idee, dieses Spiel an den Beginn des Kurses zu setzen. Gut zur Begrüßung eignet sich auch das Lied »Hallo, hallo, schön dass du da bist« (siehe Seite 26).

Gummiring aufheben

Unter einem »Gummiring« verstehe ich hier einen professionellen, bleibeschwerten Tauchring. Sie können statt eines solchen Rings auch die geliebte Gießkanne mit Wasser füllen und »versenken«. Dann fordern wir die Kinder auf, den Gegenstand aufzuheben. Sie tun dies sehr geschickt, ohne unterzutauchen. Sie drehen den Kopf zur Seite, legen die Wange aufs Wasser und machen einen »langen« Hals. Dann werfen wir den Ring für sie in Sichtweite ins Becken, und sie sind stolz, wenn sie ihn zurückbringen.

Ins Wasser pusten

Wir zeigen den Kindern, wie man mit dem Mund ins Wasser pustet, was vielen sehr schwer fällt oder auch missfällt. Interessanter wird es für die

Kleinen, wenn man mit dem Mund Geräusche in und mit dem Wasser verursacht, z. B. blubbert oder Flippergeräusche macht.

Wasserschlacht

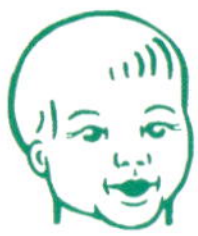

Die Mütter beginnen eine Wasserschlacht, die Kinder machen alle sofort begeistert mit. Versuchen Sie, die aktive Bewegung der Gruppe über längere Zeit zu erhalten.

Aus dem Becken hangeln

Die Kinder halten sich am Rand fest, dabei senke ich den Hubboden auf etwa 1,30 m oder auch tiefer ab, so dass sie nicht mehr stehen können. Wie schon beim Babyschwimmen machen die Kinder hier noch einmal die Erfahrung: Am Rand festhalten bedeutet Sicherheit. Dann hangeln sich alle aus dem Becken: Die Mütter oder Väter gehen mit den Kleinen auf Augenhöhe und zeigen ihnen so die Technik des Hangelns.

Strampelkinder-Lied

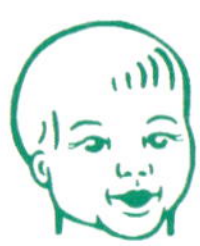

Nach der Melodie »10 kleine Zappelfinger« singen wir dieses Lied (Anzahl der Kinder einsetzen).

8 kleine Strampelkinder strampeln hin und her,
8 kleinen Strampelkindern fällt das gar nicht schwer.

8 kleine Strampelkinder strampeln rund herum,
8 kleine Strampelkinder sind ja gar nicht dumm.

8 kleine Strampelkinder spielen mal Versteck,
8 kleine Strampelkinder sind auf einmal weg.

8 kleine Strampelkinder sind gleich wieder da,
8 kleine Strampelkinder rufen laut: HURRA!

Die Polonaise

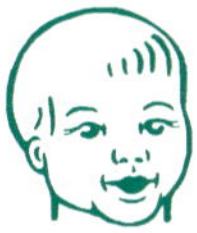

Die Polonaise eignet sich besonders gut als Abschlussübung. Stimmen Sie dazu ein geeignetes und allen bekanntes Kinderlied an und marschieren in Polonaise-Manier aufgereiht durch das Becken. Auch gut geeignet ist die Musik aus dem »Dschungelbuch« von Kassette.

Brücken bauen

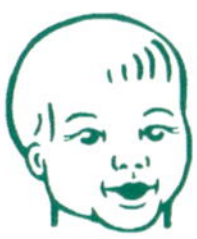

Auch dieses Spiel ist eine gute Abschlussübung. Die Kinder müssen dazu im Wasser stehen können. Mutter und Kind stehen sich gegenüber, heben die Arme, geben sich die Hände und bilden so einen Bogen. Das nächste Paar wird aufgefordert hindurchzukriechen (noch besser ist es mit leichtem Untertauchen). Mutter und Kind kriechen bzw. tauchen durch und stellen sich hinten an – so entsteht ein Torbogen. Poolnudeln, falls vorhanden, sind auch ein ausgezeichnetes Baumaterial für diese Torbögen. Dies ist ein Spiel, das erst 2-Jährige verstehen. Jüngere Kinder machen zwar mit, aber erfahrungsgemäß eher widerwillig. Trotzdem ist es ein eindrucksvolles Spiel für das Ende der 1. oder jeder weiteren Stunde.

Hinweise für Kursleiter

Bringen Sie als Abschluss der Stunde eine stimmige, eindrucksvolle Übung, möglichst als Gruppenaktion. Eltern und Kinder gehen so mit einem positiven Gefühl nach Hause. Demonstrieren Sie den Eltern alle Übungen so lange, bis auch möglichst der letzte Teilnehmer sie verstanden hat, und unterstützen Sie sie auch weiterhin im Programmablauf. Denn nur Eltern, die sicher sind, die Übungen richtig auszuführen, vermitteln ihrem Kind die notwendige Sicherheit und Ruhe.

Die Wirkungs- oder Reizfaktoren des Wassers

Die folgenden Faktoren erklären Ihnen die Wirkungen des Wassers.

1. Der Wasserwiderstand: Er ist unterschiedlich groß, je nach Angriffsfläche (z.B. ist der Widerstand beim ganzen Arm stärker als bei nur eingetauchter Hand). Außderdem besteht in Abhängigkeit zur Geschwindigkeit noch ein Unterschied. Gehen Sie langsam durch kniehohes Wasser, werden Sie sich leichter tun, als wenn Sie schnell laufen wollen.
2. Auftriebskraft des Wassers: Der im Wasser befindliche Körper wiegt nur noch 10 Prozent seines eigentlichen Gewichts (Archimedisches Prinzip). Dies macht man sich besonders bei gelähmten oder gehbehinderten Patienten zunutze.
3. Die Temperatur des Wassers hat einen entscheidenden Einfluss auf den Körper. Beim Kleinkinderschwimmen haben wir meistens eine indifferente Wassertemperatur, also um 34 Grad. Indifferent bedeutet: weder kalt noch warm.
4. Hydrostatischer Druck: Er umgibt den Körper wie ein Wasserkorsett. Eine Studie hat ergeben, das leichte Wirbelsäulenverbiegungen allein durch dieses Wasserkorsett reguliert werden. Nachweislich nimmt der Bauch- und Brustumfang im Wasser um einige Zentimeter ab. Die Atmungsorgane und die Gefäße werden gleichfalls komprimiert. Deswegen kann das schnelle Verlassen des Wassers für Kreislauflabile gefährlich sein.
5. Mechanische und chemische Reize:
   Mechanische Reize: Immer mehr Eltern besuchen Spaß- oder Thermalbäder. Hier finden sie Unterwasser-, Massage- und Jetstreamdüsen, die einen mechanischen Reiz auf ihren Körper oder den des Kindes ausüben.
   Chemische Reize: Kein Schwimmbad ist ohne Chemie. Erstaunlicherweise trauen sich aber die wenigsten Eltern, mit ihrem Kleinkind in einem See zu schwimmen. Sicher haben Sie Ihrem Baby schon einen angenehm duftenden Badezusatz mit ins Badewasser gegeben. Dieser wirkt über die Haut und die Nase zugleich. Nutzen Sie mit Ihrem kleinen Schwimmer auch einmal ein Solebad, bei dem der Auftrieb erhöht ist; dann schwimmt das Baby früher.

Übungen gegen den Wasserwiderstand

Die folgenden Übungen beziehen die Eltern intensiv mit ein; dies ist eine Übungsstunde, die mir immer viel Lob einbrachte. Anscheinend macht es viel Freude, gemeinsam als Gruppe zu üben.

1. Mit den Kindern auf der Stelle hüpfen. Bis zur Nase eintauchen.
2. Die Kinder mit Blickkontakt vor den Bauch (also Bauch an Bauch) halten und mit ihnen quer durchs Becken hüpfen. Die Kinder erfahren jetzt mit ihrem Rücken den Wasserwiderstand.
3. Seitstand: Die rechte Hüfte des Erwachsenen zeigt zur gegenüberliegenden Beckenseite. Das Kind nun auf die rechte Hüfte setzen und mit tiefen Seitschritten durchs Wasser bis hinüber zur anderen Seite gehen. Dann Seit- bzw. Hüftwechsel und wieder als ganze Gruppe zurückgehen.
4. Als Steigerung seitliches Laufen.
5. In zuerst kleinen Hüpfern vorwärts hüpfen, dann immer weiter springen. Die Kinder vor den Bauch halten.
6. Alle Übungen ergeben ein beliebtes Wettspiel von einer Seite zur anderen. Welche Gruppe gewinnt?

Blubber-Spiel

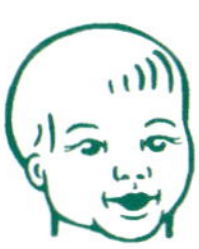

Wassertiefe ca. 80 cm

Ich habe für alle Kinder und Eltern Trinkröhrchen mitgebracht, mit denen wir ins Wasser pusten wollen. Besser gelingt es den Kleinen zwar, das Wasser zu trinken. Wenn man sie nun ausdrücklich zum Blubbern auffordert, geht es leichter.

Strampel-Konzert …

Die Wassertiefe wird während der Übung auf 1,30 m gesenkt. Wir halten uns rückwärts am Rand fest bzw. die Mütter halten die Kinder von hinten unter den Armen. Alle veranstalten mit den Beinen ein Strampelkonzert. Vielleicht kann man dabei noch laut rufen, schreien oder singen. Machen

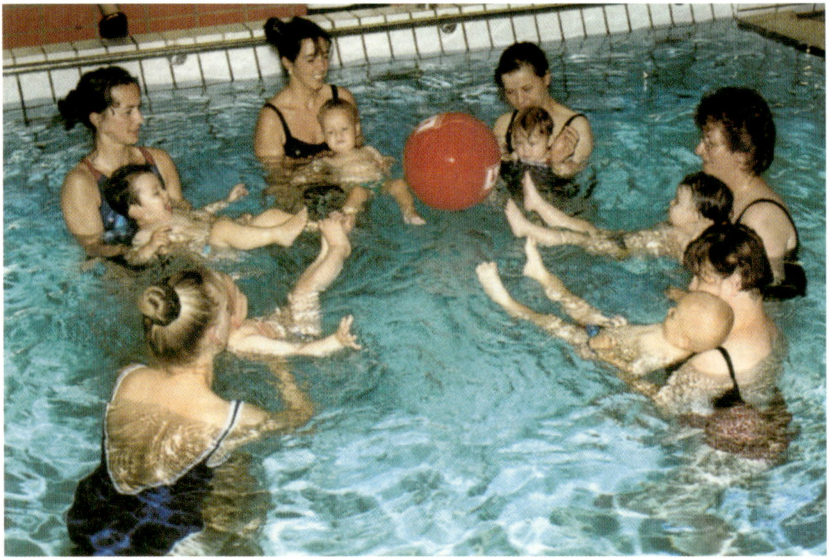

Als Kreisspiel macht das Strampel-Konzert besonders viel Spaß

Sie also einmal richtig Krach! Die Kleinen strampeln begeistert mit, obwohl sie viel Spritzwasser abkriegen.

... und noch eine Zugabe

Noch einmal das rückwärtige Halten am Rand wiederholen und die Kinder auffordern, wieder zu strampeln. Dabei stehen die Mütter bei den Kinderbeinen und zeigen den Kindern einen anderen Beinschlag oder kitzeln sie unter den Füßchen. Natürlich freuen sich die Kinder, jetzt die Mütter nass zu spritzen. Zusätzlich zum Strampeln kann man die Kinder animieren, indem man ihnen einen Ball zum Wegtreten vor die Füße gibt. Oft strample ich auch selbst auf einer Seite gegen alle anderen an.

Wasserspielzeug greifen

Halten Sie die Kinder unter dem Kinn in Bauchlage; sie sollen ein Wasserspielzeug greifen. Diese Übung nie lange machen, denn niemand lässt sich gerne unter dem Kinn halten!

Schwimmen mit Schwimmsprosse

Die meisten Schwimmbäder verfügen heute über Schwimmsprossen. Zunächst die Bauchvariante: Am einfachsten ist es, die Kinder mit dem Brustkorb aufzulegen und sie von vorne zu halten. Man kann die Kinder sich auch selber festhalten lassen, sollte aber zum Sichern der Hände immer noch vorn bleiben. Kleine Kinder neigen dazu, in dieser Haltung die Beine anzuhocken; achten Sie darauf, dass die Beinchen möglichst gestreckt sind.

Die Rückenlage ist die schwierigere Variante, aber viele schaffen es trotzdem, sich hinter das Kind zu stellen und den Hinterkopf zu sichern, damit das Kind nicht unter Wasser gerät. Es hält allein mit den Händen die Schwimmsprosse, die sich nun über seinem Körper befindet, und schwimmt in Rückenlage.

Zur Entspannung können zwei Kinder hintereinander zwischen zwei Schwimmsprossen platziert Auto oder Eisenbahn spielen.

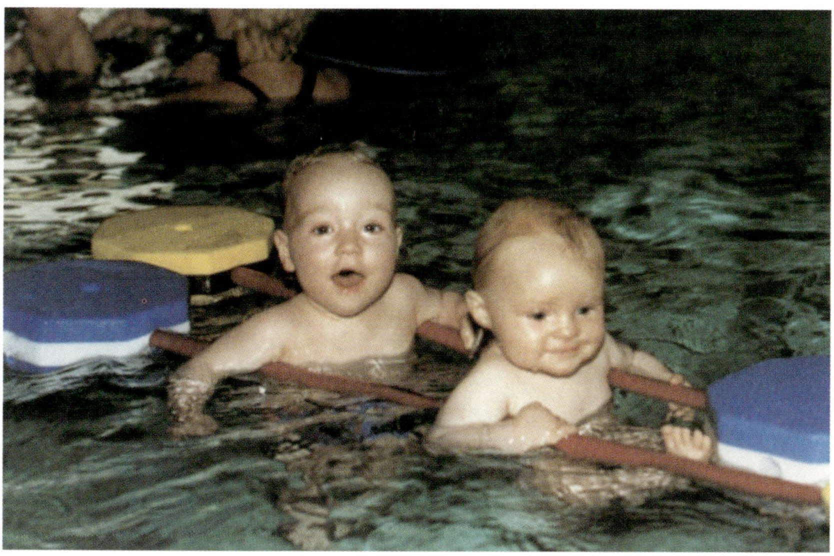

Schwimmsprossen eignen sich ausgezeichnet als »Tandem«

Übungen mit Schwimmhilfen

Wenn man am Anfang etwas Kinnstütze gibt, haben die Kleinen ganz schnell das Gleichgewicht gefunden. Um den Gleichgewichtssinn zu trainieren, habe ich Übungen entwickelt, die Eltern und Kindern gleichermaßen Freude bereiten.

Es gibt Kinder mit Balanceproblemen. Dies fällt besonders auf, wenn die Gruppe die entsprechende Übung beherrscht und nur wenige nicht dazu in der Lage sind. In diesem Fall muss man die Eltern ermutigen, weiter zu üben und nicht gleich aufzugeben. Ich habe es in meiner langjährigen Praxis noch nie erlebt, dass Eltern nicht begeistert sind, wenn ihr Kind sich erstmals selbstständig mit seinen Schwimmflügeln bewegen kann. Stellen Sie als Kursleiter den Eltern dieses Ziel als lohnend dar.

Hier noch einige Tipps aus der Praxis:

1. Legen Sie bereits zu Hause einmal die Schwimmflügel an, um den Sitz auszuprobieren. Die Flügel werden Ihrem Kind dann in der Schwimmstunde nicht mehr so fremd sein.
2. Die Dauer der Schwimmhilfen-Übungen soll unter keinen Umständen die Hälfte der Badezeit überschreiten, weil die Kinder sich sonst zu sehr daran gewöhnen.
3. Lösen Sie sich oft von Ihrem Kind. Beobachten Sie es einmal in seiner Selbstständigkeit, bei Steh- und bei Schwimmhöhe. Es gefällt allen Kleinen sehr gut, einmal nur etwas mit der Kindergruppe zu unternehmen.
4. Ängstliche und weinende Kinder halten wir zunächst in Körperkontakt und lassen eventuell das Lösen vorerst weg.
5. In jeder Übungsstunde sollten jetzt einmal kurz die Flügel benützt werden. Hierbei stellen wir fest, dass sich die Kinder damit eine immer größere Fertigkeit aneignen. Sie trainieren Muskulatur und Koordinationsvermögen enorm. So kann man bei besonders beherzten Kindern in jeder Übungsstunde etwas weniger Luft in die Schwimmflügel geben.

Rückenschwimmen

Zuerst legt man den Kindern die Schwimmhilfen an, dann schieben Sie Ihrem Kind die Hände von hinten unter den Brustkorb; Finger dabei leicht spreizen. Jetzt ziehen Sie das Kleine in Wellenform rückwärts durchs Wasser. Da die Kinder nach wie vor meistens die Bauchlage bevorzugen, empfehle ich Ihnen, Motorgeräusche zu imitieren – so macht diese Übung mehr Spaß. Nach einiger Zeit brauchen Sie vielleicht nur noch den Kopf des Kindes zu halten; manche schwimmen auch schon frei.

Balance halten durch Antippen

Um ein Kind mit Schwimmhilfe in die richtige Schwimmposition zu bringen, können Sie es einfach an den Stellen antippen, die zu sehr aus der Balance geraten. Geben Sie den Kleinen immer kurz Hilfestellung, aber lassen Sie sie ihr Gleichgewicht auch selbst suchen.

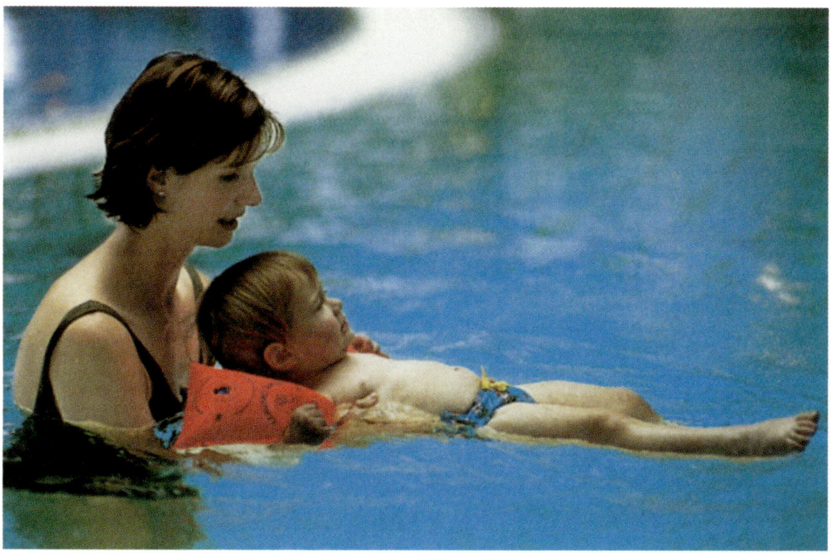

Zunächst hält man das Kind am Brustkorb, später nur noch etwas unter dem Kopf

Küsschen-Spiel

Wir legen den Kindern die Schwimmhilfen an.

1. Vorwärts: Wir reichen dem Kind die Hände und rufen: »Komm, Küsschen!« Gleichzeitig ziehen wir es mit Schwung zu uns hin. Dann gibt's das versprochene Küsschen. Nun schieben wir das Kind wieder weg und wiederholen: »Komm, Küsschen!« Nachdem wir den Kindern oft genug die Hände gereicht haben, sollen sie aus eigenem Antrieb versuchen, uns zu erreichen.
2. Rückwärts: Jetzt nehmen Sie die Füßchen des Kindes vor Ihren Bauch, beugen die Knie in Froschhalte oder Kniebeuge. Fast automatisch strecken die Kinder die Knie, andernfalls kann man mit einer Hand nachhelfen. Dann ziehen Sie das Kind an den Füßen zu sich und wiederholen »Komm, Küsschen«. Nach einigem Üben kann man den Kindern einen so kräftigen Schub geben, dass sie rückwärts treiben.
3. Kombiniert: Man beginnt die Kinder an den Füßen wegzudrücken – also rückwärts – und ruft dann, während man ihnen die Hände entgegenstreckt: »Komm, Küsschen«. Die Kinder müssen sich nun selbstständig drehen, um an die Hände zu gelangen.

Wasserball-Übung

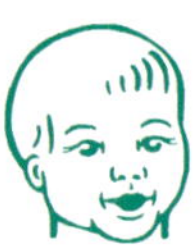

Dieses Spiel funktioniert mit oder ohne Schwimmflügel. Wir legen einen großen Ball in die Mitte des Beckens und schieben die Kinder zum Kreis zusammen. Alle versuchen an den Ball zu kommen. Dadurch werden sie zur Armbewegung angereizt, die sonst etwas zu kurz kommt, weil die Arme durch die Flügel behindert sind. Diese Übung kann man mehrmals wiederholen.

Wasserschlange

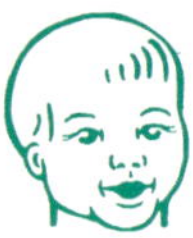

Alle Kinder tragen Schwimmflügel. Die Kinder fassen sich entweder an den Händen oder legen jeweils dem Vordermann die Hände auf die Schultern (funktioniert meist erst mit 3-Jährigen). Als Verstärkung können auch die Eltern die »Schlange«

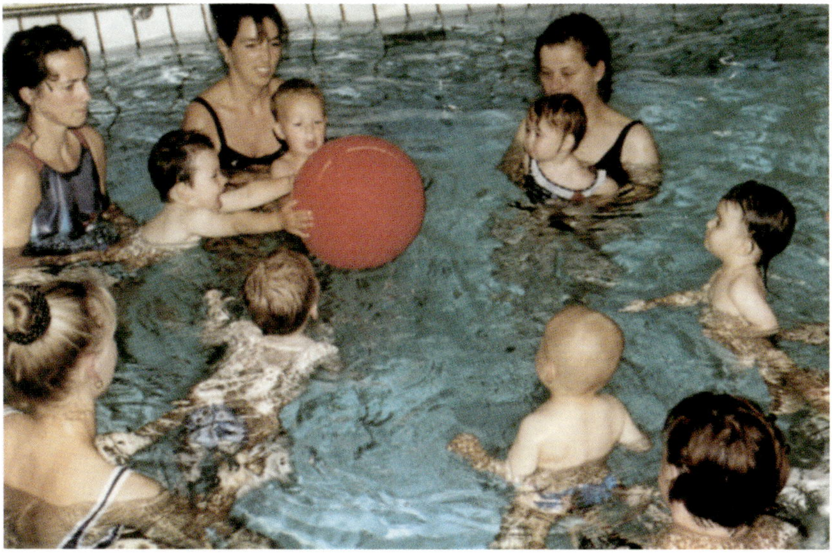

Spielerisches Armtraining: Wer berührt den Ball zuerst?

stabilisieren. Zu einer Musik bewegt sich die »Wasserschlange« nun durchs Becken – der »Kopf« versucht den »Schwanz« zu fangen. Variante: Die Mütter legen der »Vorderfrau« die Hände auf die Schultern; die Kinder werden zwischen die Arme der dazu gehörigen Mutter gehängt. Zur Musik geht's durch das Becken, immer auf der Jagd nach dem »Schwanz«.

»Mit Speck fängt man Mäuse«

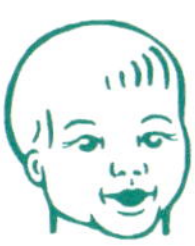

Dies ist eine zusätzliche Idee, falls die Kinder sich sicher mit den Schwimmflügeln bewegen und Spaß daran haben. Vielleicht heben Sie sich dieses Spiel aber auch für eine spätere Stunde auf. Die folgende Anleitung möchte ich Ihnen aber schon geben: Wir lassen immer mehr Luft aus den Flügeln. Die Kinder müssen kräftig arbeiten und tauchen mehr, als sie schwimmen. Die Eltern sollten etwas Kinnhalte geben. Die Kinder werden nun über eine immer größere Strecke zum Rand hin gelockt. Als Kursleiterin habe ich eine Süßigkeit oder ein Spielzeug als kleines Geschenk für alle diejenigen mitgebracht, die es bis zu mir an den Rand schaffen, oder man bittet die Eltern, für ihre Kinder einen erstrebenswerten Anreiz mitzubringen – das kann auch eine Karotte oder ein Apfelschnitz sein. Man sollte hier aber ganz konsequent nur echtes Bemühen belohnen. Ermutigen Sie auch die Eltern weiter zu probieren, denn wenn diese Übung gut klappt, können die Kinder eigentlich »schwimmen«.

Zirkeltraining

Dies ist eine wunderschöne Möglichkeit, viele Dinge üben zu lassen, die sonst anders dargeboten werden. Ich erkläre den Eltern die sechs Stationen, die absolviert werden sollen.

1. Ecke halten: Das Kind soll rückwärts in eine Ecke gebracht werden und sich mit den Händen bzw. Unterarmen und Ellbogen am Beckenrand festhalten. Die Eltem fordern die Kinder nun auf, ihnen die Hände zu geben. Der Abstand zwischen Eltern und Kind ist zunächst klein und wird mit der Zeit vergrößert, so dass das Kind auch eine gewisse Strecke allein überbrückt.
2. Hangeln: An der Stange oder am Rande bis zum nächsten Ziel hangeln.
3. Füße heben: Wieder Rückwärtshalte, z. B. an der Stange, Füße heben und strampeln lassen. Das fällt vielen Kindern am Anfang schwer; wenn sie den Bogen aber raushaben, sind sie sehr begeistert bei der Sache.
4. Zum Rand hin: Die Kinder gleiten ein kleines Stück selbstständig zum Rand. Hier werden sie angenommen und sehr gelobt.
5. Reinspringen: Die Kinder werden aus dem Becken gehoben und aufgefordert, wieder reinzuspringen, und wir wiederholen den Schritt 4.
6. Turmspringen: Hier benütze ich eine Mauer, die ca. 1 m über dem Wasser liegt, ansonsten stellen Sie sich etwa in dieser Höhe an den Rand. Die Kinder springen aus dieser Höhe teilweise lieber als vom Rand. Achtung! Eine Strudelbildung nach dem Tauchen erschwert den Eltern bei dieser Übung die Sicht zum getauchten Kind und die Eltern reagieren hektisch, wenn sie das abgetauchte Kind nicht mehr sehen.

Rutschen

Wir haben in unserem Becken eine kleine Rutsche. Zum Schluss dürfen die Kinder noch einmal rutschen. Ins Wasser zu rutschen erfordert weitaus mehr Mut als das Rutschen auf dem Spielplatz. Man muss bei den unter 2 Jahre alten Kindern den Hinterkopf gut schützen, denn die meisten Kinder können erst nach dem 2. Geburtstag ihr Gewicht gegen die Fliehkraft nach vorn halten. Zunächst sollten die Eltern die Kinder im Wasser noch auffangen; etwa beim 3. Mal lässt man sie eintauchen und hilft ihnen behutsam wieder hoch.

Brustschwimmen üben

In Bauchlage legen wir das Kind mit dem Brustkorb auf unseren rechten Unterarm, unsere rechte Hand umfasst den linken Oberarm des Kindes. Mit unserer linken freien Hand können wir jetzt auch noch eine zusätzliche Hebelwirkung ausüben: Wir drücken das Gesäß tiefer ins Wasser, besonders wenn das Kind zu weit mit dem Gesicht ins Wasser taucht. Dabei sollte ein Wassermantel den Rücken des Kindes umgeben.

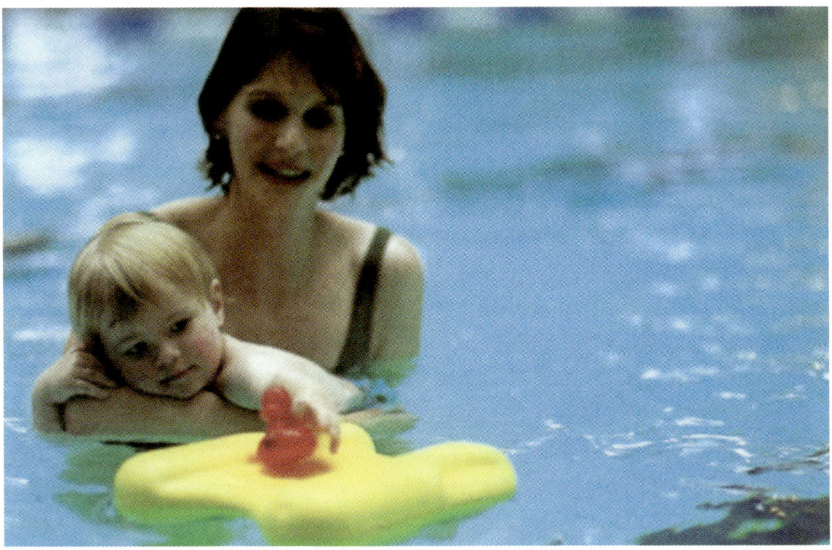

Ein Spielzeug schafft Anreiz zum Ausführen der Armbewegung

Dann nehmen wir ein Spielzeug zur Hand und legen es in Sichtweite des Kindes. Um an das Spielzeug zu gelangen, wird das Kind eine Armstreckung in Form eines Kraulschlags durchführen. Es lernt, dass es sein Ziel schneller erreicht, wenn Arme und Beine bewegt werden, und so werden die Kinder bald rhythmisch Arme und Beine bewegen. Hat das Kind das Spielzeug erreicht, schiebt man es wieder fort, und schon beginnt das Kind seine Anstrengung von neuem.

Die Eltem wechseln von Zeit zu Zeit den Haltearm, in unserem Beispiel also zum linken Arm wechseln. In der beschriebenen Halteposition haben die Kinder optimale Arm- und Beinfreiheit.

Spielzeug greifen

Gleiche Haltetechnik wie zuvor beschrieben anwenden. Alle Kinder bekommen jetzt ein Wasserspielzeug in die Mitte des Beckens gelegt, und wir schieben die Kinder zusammen. Sofort entsteht ein munteres Wasserspiel; die Kinder führen die Bewegungen »automatisch« aus. Anstelle eines Spielzeugs kann man auch einen bunten Pezziball nehmen. Einzeln oder als Gruppenspiel.

Übungen mit dem Reifen

Für diese Übung brauchen wir einen Gymnastikreifen, entweder einen aus Holz oder einen Hula-Hoop-Reifen aus Kunststoff. Zuerst versuchen wir, die Kinder mit dem Brustkorb so darauf zu legen wie bei den früheren Bademeister-Schwimmringen, die benutzt wurden, um den Kindern das Schwimmen beizubringen. Der Schwimm-Meister konnte den Ring samt Kind mit einer dazugehörigen Stange vom Rand aus steuern; heute lernen die Kinder natürlich anders schwimmen. Dennoch sind fast alle Kinder bei dieser Übung zunächst etwas ängstlich; das legt sich aber schnell, wenn die Kleinen merken, wie sicher sie sind. Manche Kinder halten sich auch mit beiden Händen fest und lassen sich durchs Wasser ziehen. Denken Sie bitte daran, dass die Arme dabei schnell ermüden: Also Ruhephasen einschieben! Hat Ihr Kind Lust auf eigene Aktivitäten, können Sie es in dem Ring dazu animieren.

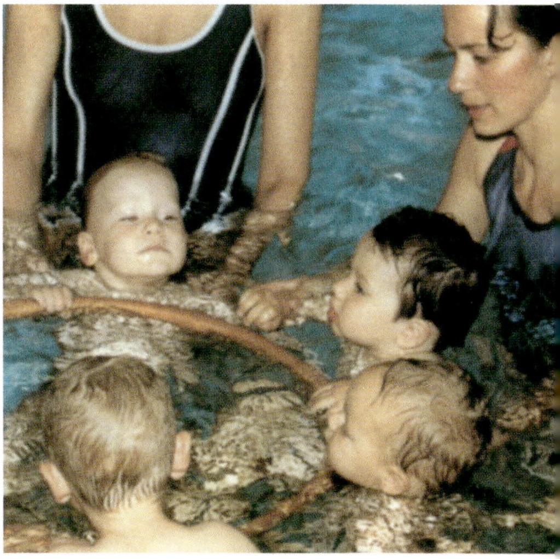
Mit dem Reifen lassen sich viele Einzel- und Gruppenspiele durchführen

Gemeinsames Hüpfen und Tauchen

Die Mutter hält das Kind vor dem Bauch; die beiden hüpfen ausgelassen innerhalb des Reifens und tauchen dann beherzt kurz unter.

»Rein in den Topf«

Ein Reifen schwimmt in der Mitte auf dem Wasser (dieser Reifen ist der »Topf«). Alle springen drum herum und singen folgenden kleinen Vers:

Wir hüpfen um den Topf herum
Und drehn uns ganz schnell um
Jetzt zählen wir: eins, zwei, drei
Und hüpfen hin zum Brei!

(Dann springen alle in den Reifen.)

Eine schöne Kombination: Das Kind springt in den Reifen, die Mutter schiebt das Kind im Reifen zum Beckenrand, zunächst wird eine, dann auch die andere Hand des Kindes vom Reifen gelöst, und die Mutter dreht das Kind wieder in Schwimmposition, dirigiert es zum Rand hin, lässt es hinausklettern und wieder hineinspringen. Als Wettspiel möglich.

Durchklettern

Wasserhöhe ca. 50 cm

Holzreifen im Wasser aufstellen, die Kinder auffordern durchzukriechen. Wenn die Kleinen eine Hand am Ring haben können, tun sie das recht gut. Prima klappt es, wenn zwei Mütter einen Ring senkrecht halten und zwei Kinder durchgehen.

Schaukeln

Etwas für Mutige: Setzen Sie das Kind wie bei einer Schaukel auf den Reifen und schaukeln Sie es im Wasser.

Torbogen

Alle Mütter reihen sich mit je einem Reifen auf und fordern die Kinder auf, durch alle Reifen zu klettern. Diese Übung klappt erfahrungsgemäß nur mit den älteren Kindern.

Zugwagen

Wasserhöhe = Stehhöhe für Kinder

Mutter und Kind sind jeweils abwechselnd im Reifen. Einer zieht jeweils den anderen. Dabei gefällt es den Kindern, wenn man Eisenbahngeräusche macht.

Zuerst geht man langsam im Tempo des Kindes mit; hält sich das Kind gut fest, nimmt man Schwung und zieht es rückwärts laufend in Schwimmlage!

Im Nest sitzen

Wasserhöhe, dass die Kinder sitzen können

Mutter und Kind sitzen gemeinsam im Reifen, haben sozusagen ein Nest. Das gefällt beiden meistens sehr gut und ist schön zum Ausruhen.

Abroller vom Rand für Kleinkinder

Setzen Sie Ihr Kind an den Schwimmbeckenrand, idealerweise ohne Flügel; Sie selbst stehen im Schwimmbecken. Während sich das Kind am Rand umschaut, machen Sie ihm die Beinchen nass. Zeigen Sie ihm sein Lieblingsspielzeug und versuchen Sie, das Kind ins Wasser zu locken. Probieren Sie, es so lange zu locken, bis es Ihnen von allein die Arme entgegenstreckt. Die Übung:

1. Zunächst hält man das Kind an den Unterarmen fest und lässt es ins Wasser abrollen – das macht den Kleinen meistens viel Spaß. Je nach

Höhenunterschied zwischen Rand und Wasserspiegel machen die Kleinen beim Auftreffen ins Wasser einen kleinen Bauchklatscher.
2. Man lässt die Kinder selbstständig vom Rand abrollen und zunächst ohne zu tauchen auf ihre Arme fallen. Meistens genießen die Kleinen dieses Spiel sehr und wollen es unendlich wiederholen.
3. Nun vergrößern die Mütter den Abstand zu dem am Rand sitzenden Kind; wir beginnen mit einem kleinen Abstand (ca. 1 m) und locken die Kinder. Nach dem Hineinrollen taucht das Kind unter, und die Mutter nimmt es sanft hoch.
4. Distanzvergrößerung entsprechend der Tauchbegeisterung des Kindes.

Der Abroller ist ein wichtiger Schritt zum »Selbstretten«. Wir haben diese Übung aus dem Babyschwimmen übernommen; sie dient dazu, dass das Kind im Notfall nicht in Panik gerät, sondern ein Ziel ansteuern lernt.

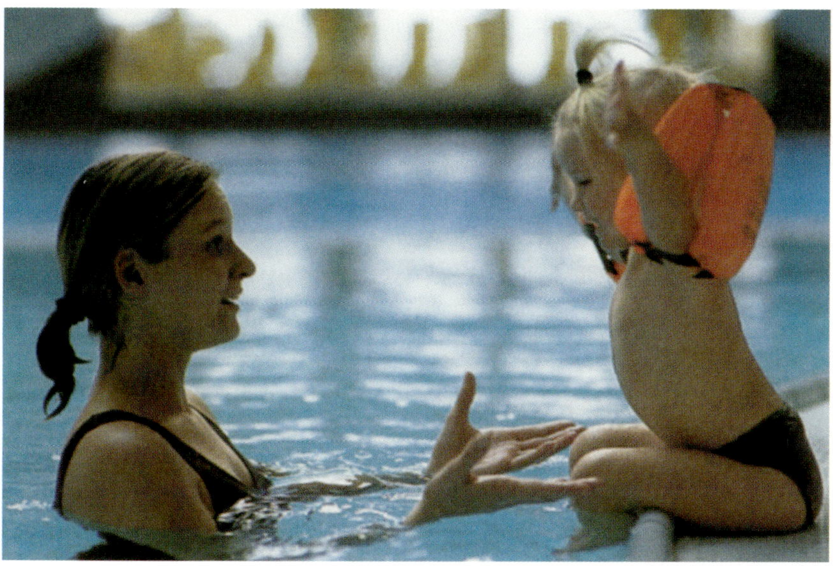

Mit liebevollem Anlocken wird der Abroller schnell erlernt – besser noch ohne Flügel

Ich konnte feststellen, dass Kleinkindschwimmer nach langem Üben erlernen, während des Abrollers beim Auftreffen aufs Wasser die Luft anzuhalten.

Beachten Sie bitte den folgenden Punkt, damit Ihrem Kind der Abroller noch mehr Spaß macht: Bei den ersten Malen darauf achten, dass das Kind noch nicht mit dem Gesicht ins Wasser gerät. Erst wenn es sich gut und gerne abrollt, lassen Sie das Kind kurz nach dem Abrollen untertauchen und heben es lobend wieder hoch!

Den Abroller erweitern

Zum Abroller setzen wir die Kinder an den Rand, während wir schon im Schwimmbecken sind, und fordern sie zum Nachkommen auf. Die Kinder ohne Tauchen ins Wasser kommen lassen. Beim nächsten Mal fasst die Mutter das Kind, das wieder am Rand sitzt, mit gestreckten Armen und zieht es mit Schwung, während sie rückwärts läuft, in der Schwimmlage durchs Wasser. Dies tut sie, bis sie die andere Beckenseite erreicht hat. Hier dreht sie das Kind so um, dass es auf dem Rücken zurückgezogen wird. Die Kinder werden zum Ausruhen auf den Rand gesetzt.

Wettspiel: Alle Mütter ziehen die Kinder auf Kommando vom Rand los zur anderen Beckenseite, drehen dort in die Rückenlage und ziehen zurück. Wer das Kind als Erstes wieder auf dem Rand sitzen hat, hat gewonnen.

Variante des Wettspiels: Die Eltern stellen sich auf Lücke auf. Eine Gruppe steht z. B. auf der rechten Seite. Dies ist die Gruppe, bei der die Kinder zuerst auf dem Rand sitzen und die mit der Bauchschwimmlage beginnen. Die zweite Gruppe steht auf der linken Seite, und die Kinder beginnen in Rückenlage. Nachdem beide Gruppen alles wiederholt geleistet haben, steht der Gewinner fest.

Schwimmhalte mit Holzstab oder Schwimmsprosse

Wasserhöhe ca. 50 cm (Laufhöhe)

Zu dieser Übung benötigen wir Gymnastikstäbe, also Holzstäbe. Natürlich tut es auch ein normaler Besenstiel. Bitte achten Sie auf Verletzungsgefahren - der Besenstiel sollte überall glatt sein und keine Splitter aufweisen. Lassen Sie die Kinder nicht aus den Augen – viele Kinder ergreifen begeistert den Stab und schlagen ohne jede Vorwarnung um sich; halten Sie am besten immer eine Hand mit am Stab. Ebenso gut eignet sich auch ein Schwimmbrett oder eine Schwimmsprosse. Nehmen Sie den Stab zwischen Ihre Hände. Heben Sie Ihr Kind etwas an, um zu kontrollieren, dass es sich gut festhält, dann ziehen Sie es in Schwimmposition (also aus der Senkrechten in die Waagerechte), indem Sie sich schnell nach hinten weg bewegen. Vorher können Sie natürlich erst langsam durchs Wasser gehen. Fordern Sie das Kind auf, auf Sie zu zeigen, d. h. eine Hand vom Stab zu lösen. Prima klappt diese Übung, wenn an jeder Seite ein Elternteil festhalten kann. Ich habe festgestellt, dass es den Kindern doppelte Freude macht, von beiden Eltern gezogen zu werden.

»Auto fahren« mit dem Schwimmbrett

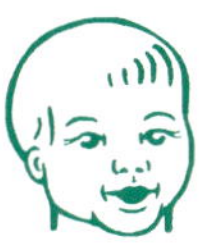

Die Kinder halten sich an ihren Schwimmbrettern fest und bewegen die Beine; sie sollen nun lernen, zur Mutter oder zum Vater zu steuern bzw. um andere herum zu manövrieren. Klappt das, kann man eine kleine Geschichte spielen:

Die Fahrt ins Blaue: Alles einpacken; einsteigen; die Ampel zeigt zuerst rot, dann grün; auf der Autobahn überholen wir, aber bitte mit Blinken!; wir müssen tanken – aufgetankt wird mit einer Plastikgießkanne (alle begießen) –; wir kommen im Wald an; wir packen das Picknick aus, toben herum, spielen Ball, packen alles wieder ein und fahren nach Hause.

Ball zuwerfen

Bei dieser Übung bekommen Mutter und Kind jeweils einen Ball. Sie werden aufgefordert, sich den Ball zuzuwerfen. Die Mütter informiere ich zu-

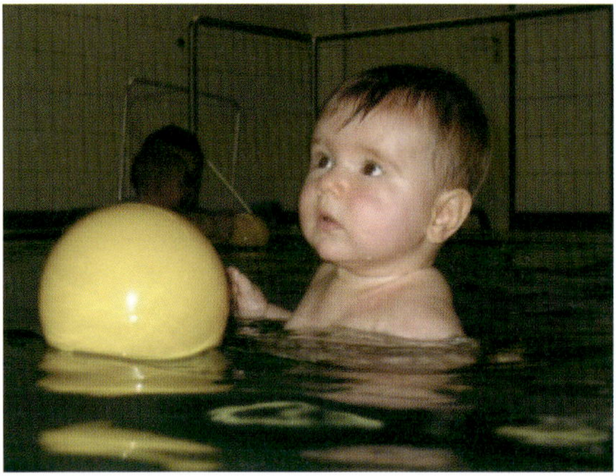

Ball zuwerfen

sätzlich, den Ball so zu werfen, dass die Kinder viel Spritzwasser abbekommen; dies ist die Wellentechnik im Spiel (mehr über die Wellentechnik erfahren Sie auf Seite 26)!

Fangen spielen

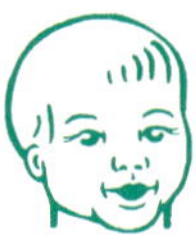

Wasserspiegel nur noch 10 cm hoch (bei Hubboden) oder so, dass alle laufen können

Wir laufen gegen den Widerstand – jetzt spielen wir fangen: jeder kriegt jeden.

Jimmy, das Gummipferd

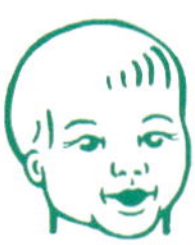

Wasserhöhe: wieder Schwimmhöhe

Zum Ende dieser für die Kinder sicher recht anstrengenden Stunde veranstalten wir noch ein schönes Wettspiel.

Die Eltern legen oder setzen die Kinder wie Reiter auf ihren Rücken. Dann stellen sich alle in eine Reihe an den Beckenrand. Auf das Kommando »Auf die Plätze, fertig, los!« gehen Sie zuerst alle mit großen Schritten durchs Wasser. Die Kleinen als Reiter auf Ihrem Rücken feuern Sie dabei an. Wer zuerst die andere Seite erreicht hat, hat gewonnen. Bei der nächsten Runde hüpfen die Eltern mitsamt den Kindern auf dem Rücken durchs Becken; dann laufen sie gegen den Widerstand des brusthohen Wassers, rückwärts drehend oder, oder, oder …

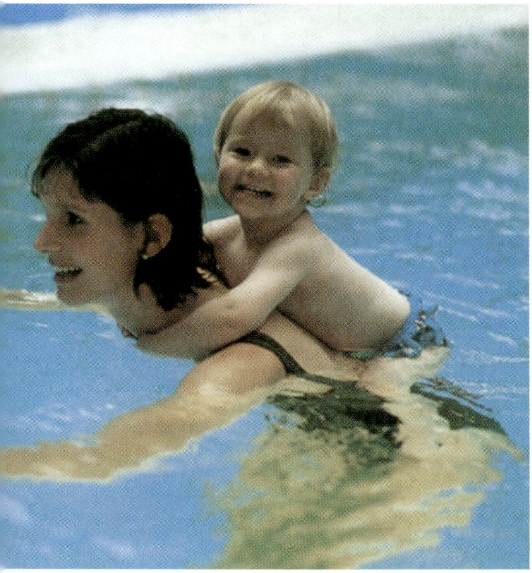

Galopp, Galopp – Mutti ist das beste Pferdchen

Als sehr schwierige Variation kann man die Eltern versuchen lassen, mit den Kindern auf dem Rücken zu schwimmen oder gar zu tauchen. Außerdem kann man bei manchen Gruppen Ausscheidungskämpfe zwischen den Eltern durchführen, besonders wenn viele Väter mitmachen.

Übungen mit Schwimmflügeln

Zum kurzen Ausruhen, vor allem der Ärmchen, geben wir den Kindern Schwimmflügel.

1. Kind in Rückenlage; Füße des Kindes ergreifen und wegschieben. Vorsichtig beim Dosieren des Schwungs rückwärts. Manch eine Mutter gibt zu viel Schwung nach hinten, so dass das Kind rückwärts untertaucht; das mögen aber alle nicht gern, wir Erwachsene übrigens auch nicht.
2. Drehen Sie die Kinder dann in Bauchlage. Nehmen Sie die Füße wie die Griffe einer Schubkarre und schieben Sie die Kinder nun vor sich her.

Vom Rand springen

Die Kinder stehen am Rand, wobei sich eine Aufsichtsperson hinter ihnen befinden sollte, denn manche Kleinen machen sich gerne selbstständig und »laufen« los. So kommt es leicht zu Unfällen, die Kinder rutschen

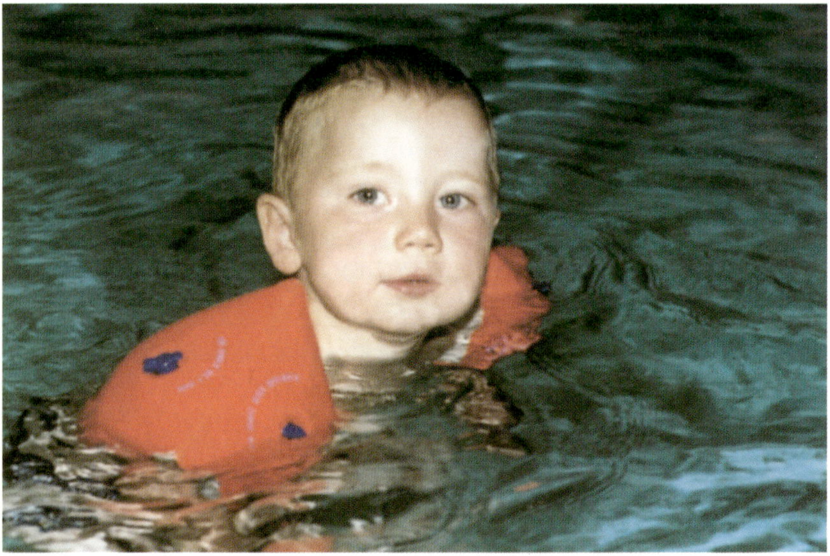

Die meisten Kinder genießen es, sich mit Schwimmflügeln treiben zu lassen

aus und schlagen auf die glatten Fliesen auf. Das Kind steht also am Rand, und die Mutter im Schwimmbecken streckt ihm die Arme entgegen. Sie fordert es auf, in ihre Arme zu springen. Bald sind die Kinder so mutig, dass sie selbst Schwung aus den Knien nehmen, die Mutter also weiter weg stehen kann. Man kann die Kinder auch mit Schwimmhilfen oder Schwimmflügeln springen lassen.

Von der Mauer oder vom Ein-Meter-Brett springen

Zur Steigerung klettern die Kinder bei mir auf eine kleine Mauer (geht auch mit dem Ein-Meter-Brett), von wo aus sie wieder in Mutters Arme springen. Eintauchen lässt sich hier nicht vermeiden. Sehr ängstliche Kinder lasse ich so lange zusehen, bis sie selbst signalisieren, dass auch sie springen möchten.

Häschen in der Grube

Wasserhöhe ca. 80 cm; die Kinder stehen bis zum Hals im Wasser
Dies ist eine wichtige Übung, für die Sie sich und Ihrem Kind viel Zeit lassen sollten.

1. Vorübung. Mütter und Kinder fassen sich an den Händen und hüpfen; zuerst zusammen, dann abwechselnd. Die Mütter tauchen unter, die Kinder schauen fasziniert zu. Hier zeigt sich, dass Kinder mit Babyschwimmen-Erfahrung sofort mitmachen. Sie folgen ihren Müttern unaufgefordert, lachen beim Auftauchen und wiederholen die Übung selbstständig, während Kinder ohne Babyschwimmen erstaunt reagieren.
2. Spiel. Sie kennen sicher alle das Lied »Häschen in der Grube, saß und schlief«. Wir bilden einen Kreis: abwechselnd je eine Mutter, ein Kind. Die Mütter gehen in einer Richtung durchs Wasser und singen dabei das Lied. Durch das ungewohnte Singen sind die Kinder offensichtlich perplex. Sie schauen erstaunt in die Runde. Am Ende des Liedes heißt es »Häschen hüpf«; jetzt hüpfen und tauchen alle. Die Mütter haben offensichtlich Spaß am gemeinsamen Singen und Hüpfen, während viele Kinder abwartend reagieren. Dann lasse ich die Kreisrichtung ändern und wiederhole das Spiel bis zu drei Mal.
3. Ausklang. Manche Kinder wollen dann wieder etwas anderes tun. Andere wiederum fordem ihre Mutter durch Sing-Sang und Drehen auf, mit ihnen weiterzuüben. Tatsächlich klappt es jetzt zu zweit, ähnlich wie bei der Vorübung, ganz prima. Nur dass wir uns jetzt noch einmal zum gemeinsamen Lied mit unserem Kind allein drehen.

Feuerwehr spielen mit dem Wasserschlauch

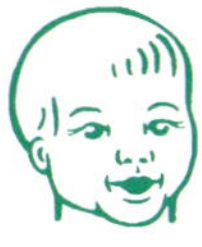

Wasserhöhe ca. 1,30 m
Fast alle Schwimmbecken besitzen am Rand einen Wasserschlauch. Diesen habe ich vor der Stunde angeschlossen, gebe ihn nun den Kindem und rufe »Wasser marsch!« . Als erstes werde natürlich ich nass gespritzt, dann die jeweils dazugehörende Mut-

ter und dann alle anderen. Die Decke des Schwimmbades wurde nicht vergessen. Man kann auch einen Pezziball anspritzen und durch das Becken »treiben«. Nach einiger Zeit stelle ich dann das Wasser ab und fordere alle Kinder auf, den Schlauch zu transportieren. Sie werden erstaunt sein, wie viel Gemeinschaftssinn nun erwacht. Alle Kinder der Gruppe halten den Schlauch fest und bewegen ihn durchs Wasser. Sie heben ihn über den Kopf und gehen darunter durch. Und natürlich freuen sie sich diebisch, wenn es wieder heißt: »Wasser marsch!«.

Wettspiel mit dem Schwimmbrett

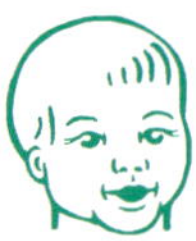

Jedes Kind erhält ein Schwimmbrett. Sie spielen damit Auto! Den meisten Kindern fällt es noch schwer, sich darauf zu legen und nur mit den Beinen zu strampeln. Sie sollten das Brett mit festhalten und das Kind beim Daraufklettern unterstützen. Wenn es sich nun gut festhält, ziehen Sie es in Schwimmbrustlage durch das Becken. Anschließend kann man ein Wettspiel veranstalten:

Alle Eltern stehen auf einer Seite. Die Kinder liegen auf dem Schwimmbrett. Auf ein Startkommando hin schieben alle Eltern die Kleinen möglichst schnell zur anderen Beckenseite. Auf die andere Seite des Schwimmbretts wechseln und gemeinsam wieder zurückschwimmen.

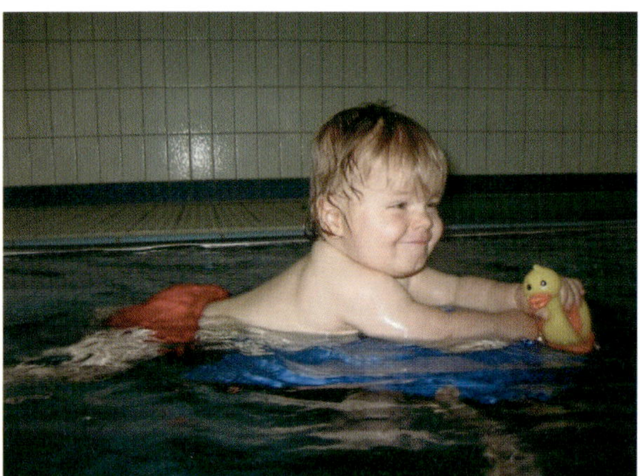

Wettspiel mit Schwimmbrett

Kreativteil

Pusteblume

Wasserhöhe ca. 50 cm, also Gehhöhe für die Kinder
Für das spätere Schwimmen der Kinder ist es wichtig, das richtige Atmen zu lernen. Deshalb macht man einige Vorübungen. Viele Möglichkeiten habe ich ausprobiert, bewährt hat sich z. B. das Pusten gegen leichte Gegenstände. Das einfachste war für die Kinder das Fortblasen der leichten Schwimmflügel.

Darf ich bitten?!

Ich senke den Wasserspiegel, lege eine flotte Musik ein und bitte die Mütter, mit ihren Kindern zu tanzen: Mutter und Kind drehen Kreise. Es kommt richtig Stimmung auf. Das Wasser wogt, die Kinder jauchzen und auch die Mütter scheinen die Bewegung zu genießen.

Autoscooter

Dieses Spiel habe ich durch meinen Sohn Benjamin gelernt. Wenn wir ihn an den Händen hielten und mit Schwung um uns drehten, juchzte er vor Vergnügen. Dabei kann man den kleinen Körper mal kurz vom Wasser abheben und dann wieder hineinsenken.

Freude macht es den Kleinen auch, wenn man sie um andere Kinder herumzieht, also ähnlich wie bei einem Autoscooter manövriert. Die Kinder lieben es, wenn wir Erwachsenen dazu passende Geräusche machen. Bei schwächeren, zarteren Kindern sollte man allerdings darauf achten, die Schultergelenke nicht überzustrapazieren.

Baum fällen

Ich lasse mich der Länge nach ins Wasser fallen und fordere die Kinder auf, es mir nachzumachen. Die Kleinkinder schauen mich dann meist erstaunt an. Die wenigsten verspüren Lust, diese Übung nachzuvollziehen.

Erst wenn die Mütter es genau wie ich machen, versuchen es manche Kinder auch.

Handtuch halten

Dieses Beispiel zeigt, wie viele Übungen durch Zufall entstehen. Ein großes Badetuch war ins Schwimmbecken gefallen, ein Kind versuchte es aufzuheben, die Mutter ebenfalls. Nach kurzer Zeit hielt sich das Kind so am Handtuch fest, dass ich die Mutter bitten konnte, das Kind in Schwimmhalte durch das Becken zu ziehen. Sie nahm Schwung auf und zog ihr Kind in Wellenform durchs Schwimmbad.

Stern-Spiel

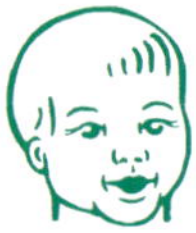

Als Gruppenspiel: Abwechselnd je eine Mutter und ein Kind bilden einen Kreis. In Bauchschwimmlage schieben wir die Kinder so zusammen, dass wir ganz eng stehen. Dann gehen wir wieder auseinander und ziehen die Kinder dabei in die Rückenlage. Alle Näschen gehen vor. Kurzes Pendeln: auf »Bimm« vor, auf »Bamm« zurück. Die Kinder haben den Sinn dieses Spiels schnell erkannt und möchten gar nicht damit aufhören.

Als Eltern-Kind-Spiel: Wenn beide Elternteile anwesend sind, können beide das Kind an den Händen fassen. Nun ähnlich wie in der größeren Gruppe mit ihm üben.

Allein mit dem Kind: Ein Elternteil fasst das Kind an den Händen und zieht es vor und zurück (siehe »Autoscooter« , Seite 103).

Achtung: Bei aller Begeisterung für dieses Spiel sollten Sie bedenken, dass Sie das Kind die ganze Zeit an den Händen gefasst halten und dass dies das Kind entsprechend anstrengt. Also: Entspannungspausen nicht vergessen!

Selbstretten: Zum Rand hin

Diese Übung zum Selbstretten kennen wir bereits aus dem Babyschwimmkurs (siehe Seite 52); hier noch einmal die Abfolge der Schritte (idealerweise ohne Flügel):

1. Die Kinder halten sich am Rand fest.
2. Nehmen Sie Ihr Kind in Schwimmhalte.
3. Lösen Sie die Hände des Kindes vom Rand und schieben Sie es, wieder in Schwimmhalte, erneut zum Festhalten.
4. Lösen Sie das Kind wieder vom Rand und entfernen Sie es auf etwa eine Kinder-Körperlänge vom Rand. Geben Sie dem Kind nun Schwung und lassen Sie es los, damit es allein zum Rand gleitet.
5. Großer Abstand von ca. 3 m: Das Kind bekommt von Ihnen einen Vorwärtsschwung und taucht jetzt selbstständig über die ganze Distanz zum Rand. Locken Sie Ihr Kind mit einer kleinen Belohnung.

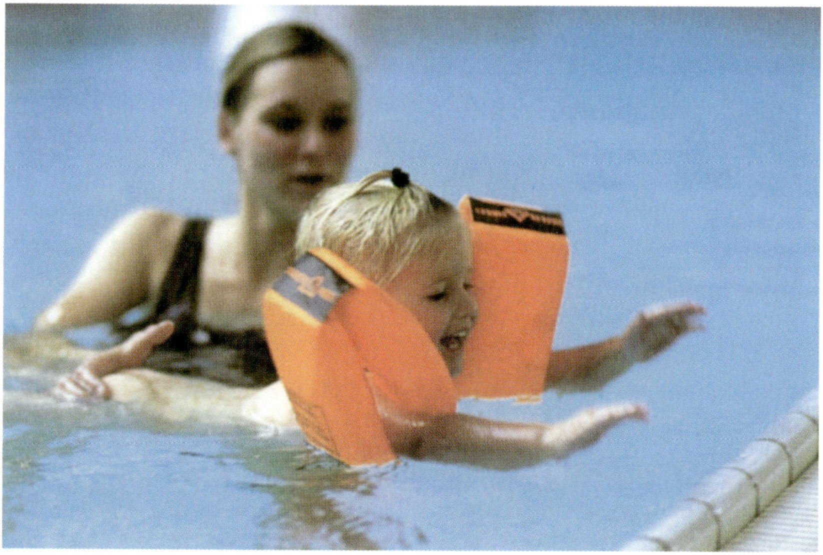

Hin zum Rand: der wichtigste Schritt zum Selbstretten, besser noch ohne Flügel

Von der Treppe gleiten

Wir setzen die Kinder auf die Treppe und knien uns in Augenhöhe vor sie hin. Jetzt fordern wir sie auf, zu uns zu kommen. Um eine kleine Distanz zu überwinden, müssen sie sich von der Treppe abstoßen. Bei ausreichender Übung können die Kinder das sehr gut nachvollziehen. Oft setze ich mich mit auf die Treppe und zeige ihnen, wie sie gleiten sollen.

Fußspiel

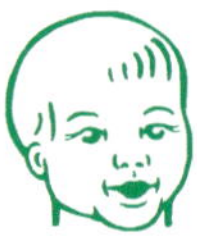

Als Gruppenspiel: Alle kommen zum Kreis zusammen, in die Mitte lege ich einen großen Ball. Die Kinder sind in Rückenlage, ihr Kopf ruht auf der Brust der Mutter. Die Kinder strampeln nun ganz feste, und der Ball hüpft auf dem Wasser hin und her. Ermuntern Sie Ihre Kinder fleißig zu treten, sobald der Ball in ihre Nähe kommt. Auf diese Weise können Sie ängstliche und ruhige Kinder aus der Reserve locken.

Als Einzelspiel: Mutter und Kind bekommen einen Ball. Zeigen Sie Ihrem Kind, dass man den Ball auch mit den Füßen greifen kann.

Huckepack-Schwimmen

Legen Sie das Kind auf Ihren Rücken. Wenn Ihnen dies zu schwierig ist, lassen Sie sich dabei helfen. Die Kinder müssen sich gut festhalten, dann beginnen die Mütter bzw. Väter zu schwimmen. Manche Mütter fühlen sich nicht kräftig genug und sind etwas ängstlich, dann gebe ich als Kursleiterin Hilfestellung (das kann natürlich auch eine andere Mutter übernehmen) und positioniere bzw. platziere das Kind auf dem Rücken. jetzt können Sie die verschiedenen Brustschwimm-Varianten ausprobieren. Ganz mutige Eltern-Kind-Paare tauchen gemeinsam!

Schwebebahn

Interessant ist das Festhalten an der Stange. Als Wuppertalerin erkläre ich den Müttern, dass wir nun »Schwebebahn« spielen wollen. Mutter

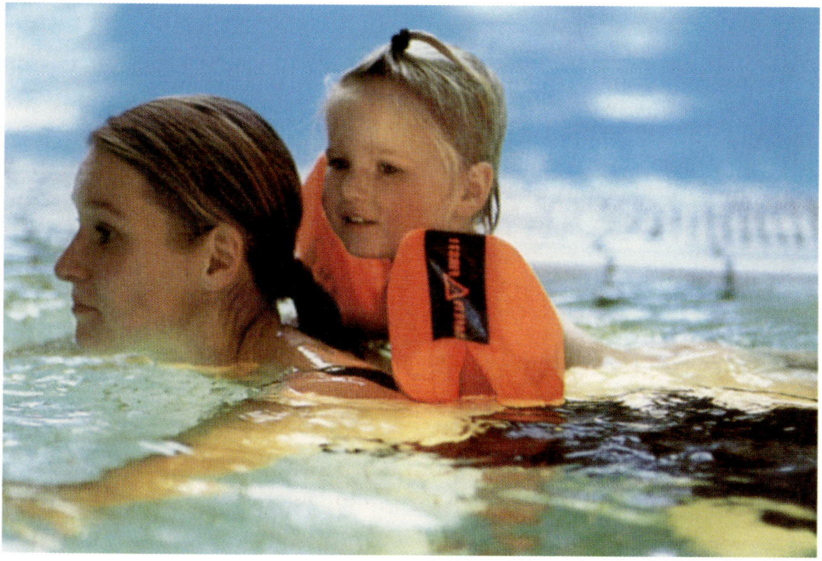

Mit dem Kind auf dem Rücken kann man alle Brustschwimm-Varianten probieren

und Kind fassen die Stange und hangeln sich vorwärts. Manche Kinder folgen ihren Müttern ganz behende, anderen muss man die Greiftechnik erst noch beibringen.

Am Rand halten und lösen

Kindern, die noch nicht allein voran kommen, helfen wir mit einer Übung – sie sollen eine Hand lösen und sie der Mutter reichen. Nun ist nur noch eine Hand an der Stange, die anschließend gelöst wird. Ziehen Sie Ihr Kleines mit Schwung, also in großem Bogen, zu sich hin und eventuell gleich bis zur gegenüberliegenden Beckenseite. Zum Abschluss hangeln alle gemeinsam hinaus. Mit etwas Geduld lernen es schließlich so gut wie alle Kinder.

Streckentauchen

Zunächst haben wir Kinder über eine geringe Distanz zum Partner hin geschoben und diese Distanz allmählich vergrößert. Anschließend haben die Kinder gelernt, kleinere Strecken zur Mutter hin zu tauchen; auch Kinder, die keinen Babyschwimmkurs absolviert haben, haben jetzt bereits einige Tauchstrecken hinter sich gebracht. Beim Streckentauchen beginnen wir mit einem Abstand von etwa 1 m zwischen den beiden Partnern und steigern die Distanz je nach Leistung und Laune des Kindes.

Vor dem Tauchen kann man die Wellentechnik anwenden, eine von mir konzipierte Technik. Ich verwende sie, um die Kinder zum Mundschluss (also zum Schließen des Mundes unter Wasser) zu bringen. Für viele Eltern sieht das im ersten Moment etwas rau aus, aber sobald sie den Sinn dieser Übung begriffen haben, üben sie alle prima mit.

Bei der Wellentechnik schieben Sie mit einer Hand eine große Welle vor den Mund bzw. das Gesicht Ihres Kindes. Dies ist wichtig, wenn das Kind ausgerechnet kurz vor dem Untertauchen den Mund öffnet.

Da bei den Kleinkindern höchstens noch ein kleiner Rest des Atemschutzreflexes übrig ist, muss man sie auf die allgemeine Atemschwimmtechnik vorbereiten.

Besonders gut klappt das Streckentauchen immer dann, wenn beide Elternteile anwesend sind und ein Elternteil das Kind »losschickt«, während der andere Elternteil ihm unter Wasser entgegentaucht und es annimmt. Haben die Kinder etwas Sicherheit gewonnen, braucht man ihnen nur noch eine Hand entgegenzuhalten, die es dann ergreift.

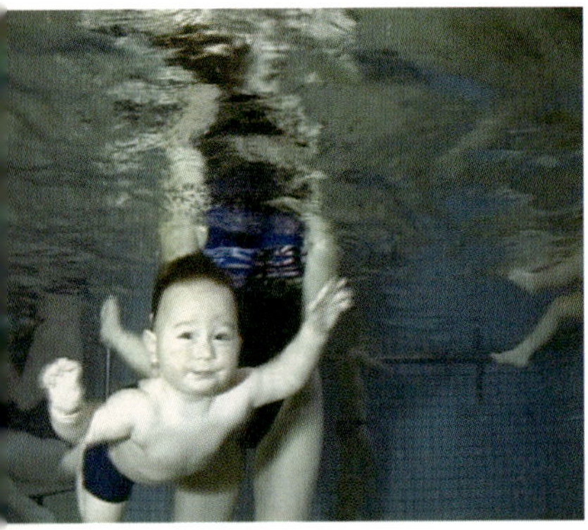

Seilspiele

Wasserhöhe ca. 6 cm

Jedes Kind hat ein Springseil und hält sich daran fest. Die Mütter ziehen die Kinder nun in Schwimmlage durch das Becken. Spielen Sie so Pferd und Wagen! Lustig ist auch Tauziehen. Sicher fallen Ihnen noch viele weitere Spielmöglichkeiten ein.

Streckentauchen

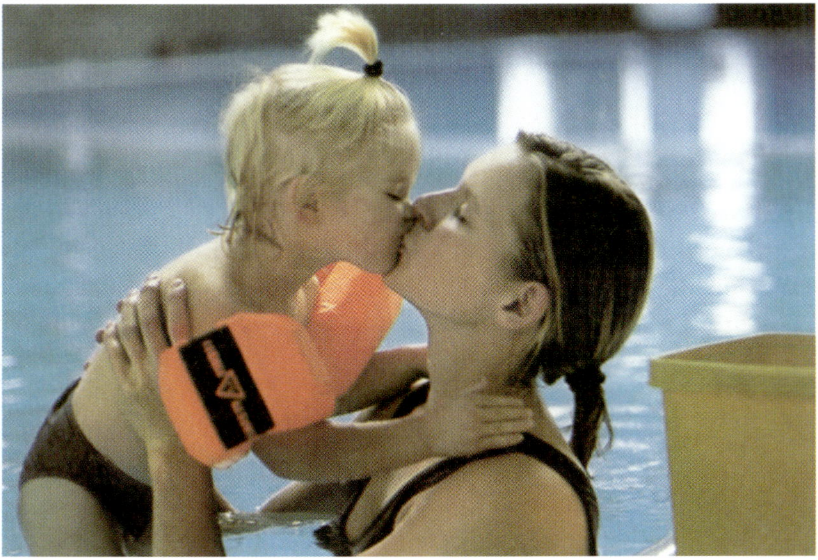

Mit Geduld und Zärtlichkeit lassen sich auch Phasen der Unlust überwinden

Spiele mit dem Bettlaken

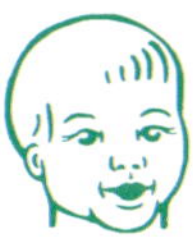

Wasserhöhe ca. 50 cm

Nun holen wir das mitgebrachte Bettlaken ins Wasser. Die Kinder spielen erst einmal damit, ziehen daran herum und beobachten, wie das mittlerweile nasse Laken untertaucht. Die Mütter holen es wieder herauf, fassen es an den Ecken, heben und senken es und »decken das Wasser zu«.

Dann wird das Laken gestrafft und ein Kind legt oder setzt sich darauf wie in eine Hängematte. Die anderen Kinder gehen drum herum, nehmen alles genau in Augenschein und schauen unter das Laken. Alle Kinder kommen mal dran. Anschließend heben die Mütter das Laken aus dem Wasser, dass es »nur so tropft« – es regnet! Wer sich traut, läuft unter dem Regen hindurch!

Das Laken kann auch als Tau zusammengerollt werden – man bildet zwei Mannschaften und spielt Tauziehen!

Waage spielen

Wasserhöhe ca. 20 cm (wie im Planschbecken)

Nun bitte ich alle Mütter, sich in einen Kreis zu setzen. Die Kinder sollen auf ihren Unterschenkeln sitzen. Heben Sie nun Ihre Unterschenkel an, damit das Kind über Wasser ist. Das ist recht schwer – aber schließlich schadet es den Müttern nicht, auch mal etwas für die Bauchmuskeln zu tun! Manche Mütter werfen die Kinder mit Schwung in die Luft, dabei die Hände des Kindes festhalten.

Sog-Übung

Wasserhöhe ca. 1,30 m

Dies ist eine sehr eindrucksvolle Übung, die ich deshalb auch ans Ende setzen möchte. Lassen Sie alle im Wasser Anwesenden schnell im Kreis laufen (die Kinder werden mit Schwimmhilfen vor dem Bauch gehalten), mindestens drei Runden, besser noch mehr, dabei anfeuern und ermutigen, schneller zu laufen. Dann rufen sie »Stopp!« : Alle Mütter tauchen gemeinsam mit ihren Kindern unter und hocken dabei die Knie an; so gerät man in den Strudel.

1. Variante: Bei den ersten Malen auch möglich mit Schwimmflügeln oder Schwimmring.
2. Variante: Ohne Tauchen, nur seitlich stellen und das Kind in Rückenlage den Sog spüren lassen.
3. Variante: Sind beide Elternteile oder genug andere Erwachsene anwesend, lässt einer das Kind untertauchen, und durch die Sogwirkung taucht es mit Geschwindigkeit zum Partner.
4. Variante: Gemeinsames Tauchen.

Jetzt sind wir so weit, dass unser Kind mit viel Freude taucht und sich selbstständig mit einem Schwimmreifen oder mit Schwimmflügeln über Wasser halten kann. Aber das Selbstretten beherrscht es noch nicht. Die kleinen Hände und Füße wollen sich noch nicht genügend bewegen, so dass sich das Kind auch ohne Schwimmhilfen über und unter Wasser fortbewegen könnte.

Beinestrampelübung

Sie halten Ihr Kind ähnlich wie bei einer der ersten Haltetechniken, der Y-Haltung, nur dass Sie diesmal Ihr Kind nicht unter den Achseln, sondern mit beiden Händen an den Oberschenkeln halten. Rückwärts laufend bewegen Sie sich durchs Wasser und bewegen mit Ihren Händen die Beine des Kindes zu einer Auf-Ab-Strampelbewegung. Diese Übung muss mindestens 5 Minuten und regelmäßig wiederholt werden. Ihr Kind wird sie dann nach einer Weile auch ohne Ihre Hilfe mitmachen. Dies ist das A und O des Selbstrettens. Durch die Bewegung der Beine bekommt das Kind den nötigen Auftrieb, um jederzeit wieder aufzutauchen, ein- und auszuatmen, bevor es wieder unter Wasser weiter »schwimmt«.

Manchmal haben die Kinder aber keine Lust, sich zu bewegen und hängen lustlos in ihren Schwimmhilfen. Animieren Sie sie dann mit einem Spiel, sich fortzubewegen, z. B. eine Runde durch das Becken zu schwimmen und an einer bestimmten Stelle, hier eignet sich sehr gut die Ausstiegsleiter, aus dem Becken zu klettern, ein paar Schritte über den Beckenrand zu gehen und dann mit viel Spaß wieder zurück ins Wasser zu springen. Das macht den Kindern sehr viel Freude und sie wollen es gleich noch mal machen. Erklären Sie dem Kind, dass es zuerst eine Runde schwimmen soll, was die Regel ist. (Und wir wissen ja alle, dass Kinder Regeln lernen können). Dann darf es wieder an der gleichen Stelle aus dem Becken klettern und ins Wasser springen.

Über Matten balancieren und ins Wasser springen

Befestigen Sie am Beckenrand eine große, dicke Schwimmmatte (es kann sich auch ein Erwachsener auf das Ende der Matte am Beckenrand setzen), so dass der längste Teil der Schwimmmatte im Wasser schwimmt. Jetzt fordert man die Kinder auf, aus dem Becken zu steigen, über den Beckenrand zu laufen, über die halb schwimmende Matte zu balancieren und dann ins Wasser zu springen. Dann folgt wieder eine Runde schwimmen (z. B. um einen Gegenstand, der etwas weiter im Becken steht). Als Belohnung darf das Kind wieder aus dem Becken klettern usw.

Mann sollte die Kinder immer wieder dazu anregen, sich im Wasser fortzubewegen. Ob das der mit Wasser gefüllte Becher ist, der auf einem Schwimmbrett durch das Becken geschuppst werden muss, oder das Plastikpüppchen, das unbedingt auf die andere Beckenseite kommen will oder eben die oben genannten Übungen. Als Kursleiter kann man immer nur eine Übungsidee vorschlagen. Aber es sind Sie, liebe Eltern, die Ihr Kind am besten kennen und es am ehesten zu einer Übung anspornen können.

Familienschwimmtag in Luxemburg

Ich finde es sehr wichtig, dass nach einigen Wochen Babyschwimmen zwischen einem Erwachsenen und dem Baby jetzt ein Familientag folgen soll. In Luxemburg ist es die 5. von 10 Stunden, die hierfür vorgesehen ist. Ich habe schon oft beobachten können, dass die kleinen Schwimmer begeistert sind, wenn sie Papa zeigen können, was sie schon alles im Wasser erlebt haben.

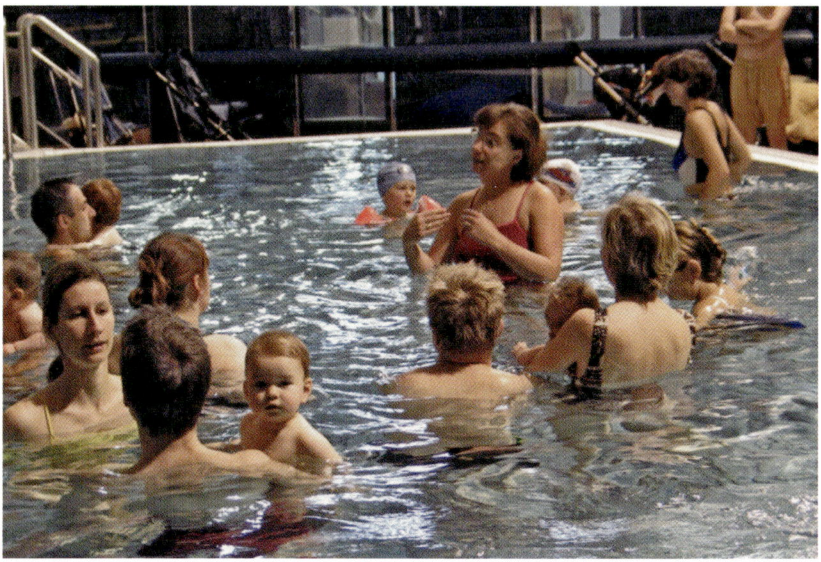

Familienschwimmen macht allen Spaß

Gehen wir also einmal davon aus, dass die Mutter mit ihrem Kind regelmäßig an einem Kurs teilnimmt oder zum Schwimmen geht. Dann sollte die Mama die Übung mit dem Kind vormachen und Papa kann es dann nachmachen. Sie hält z.B. Ihr Kind in Y-Haltung in Bauchlage und schwimmt eine Runde durch das Becken. An einer bestimmten Stelle im Becken wartet Papa. Wenn Mutter und Kind bei ihm vorbeikommen, übernimmt er sein Baby und schwimmt mit ihm die nächste Runde mit dem gleichen Haltegriff. Bei der nächsten Runde wird dann wieder gewechselt. Dasselbe kann man auch mit anderen Haltegriffen, z.B. Rückenschwimmen, wiederholen.

Nach diesem kleinen Warm-up sollten Sie Streckengleiten mit Partnertausch auf halber Strecke vorsehen. Die Mama gleitet mit dem Kind vom Beckenrand bis zur Mitte des Beckens über das Wasser. Dort nimmt der Papa das Kind mit dem Y-Haltegriff aus den Händen der Mama und bewegt sich rückwärts weiter zum anderen Beckenrand. Das Wechseln des Kindes von Mama zu Papa soll ohne Gleitstopp durchgeführt werden. Am Beckenrand angekommen, wird das Ganze noch mal wiederholt. Jetzt gleitet Papa mit dem Baby vorwärtslaufend in Richtung Beckenmitte, wo die Mama ihr Kind übernimmt, um es die nächste halbe Strecke weiterzuziehen. Nach einigen Widerholungen werden Sie bemerken, wie sehr sich Ihr Kind jedes Mal auf den nächsten Elternwechsel freut. Die gleiche Übung kann man dann auch unter Wasser machen. Ich würde jedoch raten, die Tauchstrecke unter 2 Meter zu lassen.

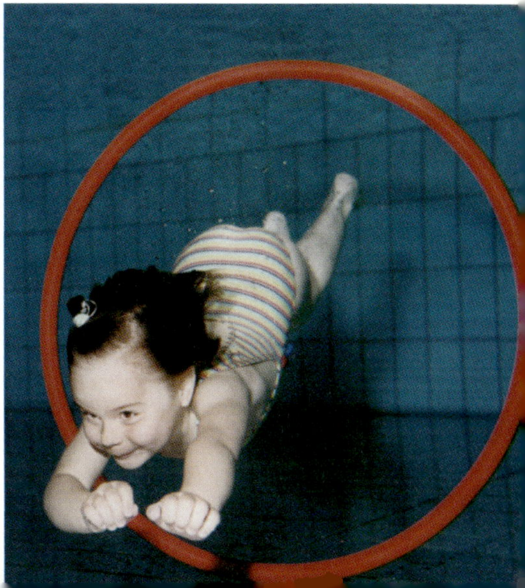

Als Abschluss können Mama und Papa rechts und links ihr Kind unter den Achseln halten und so einen kleinen Familienkreis bilden. Bewegen sie sich jetzt langsam schaukelnd, im Kreis drehend und vielleicht sogar singend durchs Wasser. Das ist ein harmonischer Ausklang für eine tolle Babyschwimmereinheit (Stunde).

Bitte beachten Sie:
Es gibt Phasen, in denen Ihr Kind sich mehr zu einem Elternteil hingezogen fühlt. Dann würde ich von diesem Familientag abraten.

Babyschwimmkurse in Luxemburg (von Frau Maringer-Zimmer)

Da die Methode von Frau Ahr in Luxemburg gut Fuß fasste, und in vielen Familien Babyschwimmen zum Familiensport geworden ist, mussten mehrere Kurse angeboten werden. Heute sind wir so weit, dass wir kleinste Babys sowie Kinder bis zum 4. Lebenjahr in verschiedene »Baby- und Kleinkindschwimmklassen« einteilen können. Wir haben 5 verschiedenen Schwimmklassen.

1. Der Anfängerkurs für die ganz Kleinen. Wassergewöhnung, 3D-Strampeln sowie einige Tauchübungen machen den Jüngsten viel Spaß.
2. Der Fortgeschrittenenkurs 1 für alle Babys ab 10 Monaten. In diesem Kurs werden ab der 5. Stunde die ersten Schwimmhilfen hinzugenommen und das Tauchen wird weiter geübt.
3. Der Fortgeschrittenenkurs 2 für alle Kleinkinder ab 14 Monaten. Die Kleinen lernen hier verschiedene Schwimmhilfen kennen und machen ihre ersten Gehversuche bei einer Wassertiefe von 50 Zentimetern.
4. Der Fortgeschrittenenkurs 3 für alle Kleinkinder ab 20 Monaten. Jetzt sind die Kinder schon »groß« und die schützende Hand von Mama oder Papa brauchen sie nicht mehr so oft. Die Kinder üben selbstständig laufen und schwimmen mit verschiedenen Schwimmhilfen. Und wenn dann noch die Beine und die Arme der kleinen Schwimmer ganz toll mitstrampeln, sollte dem ersten Selbstrettungsversuch nichts mehr im Wege stehen.
5. Der Fortgeschrittenenkurs 4 für alle Kinder ab 3 Jahren. Aus dem Kleinkind wird langsam ein Kind und aus dem Babyschwimmer wird ein Schwimmer. Dieser Kurs wird zusätzlich von einem Schwimmmeister betreut.

Sports and Beauty die Individuellen
Bahnhofstraße 216, 44629 Herne, UST-ID-Nr.DE 210954390, Tel: 02323/2290219, Fax: 02323/2290218, www.babysport.de, info@babysport.de

Sachverzeichnis

UNSER LESER-SERVICE FÜR SIE

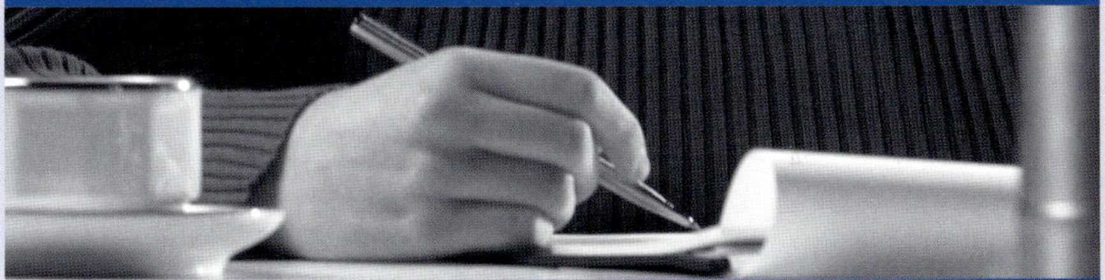

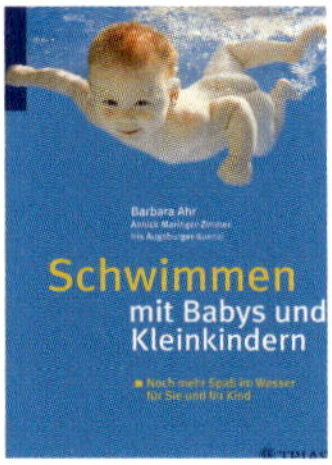

Liebe Leserin, lieber Leser,

wir freuen uns, dass wir Ihnen mit diesem Buch weiterhelfen konnten. Fragen zum Inhalt dieses Buches leiten wir gern an die Autorin oder den Autor weiter.

Auch Anregungen und Fragen zu unserem Programm wie auch Ihre Kritik sind uns herzlich willkommen!

Denn: **Ihre Meinung zählt.**
Deshalb zögern Sie nicht – schreiben Sie uns!

Ihre

Sibylle Duelli

- Adresse: Lektorat TRIAS Verlag
  Postfach 30 05 04
  70445 Stuttgart
- E-Mail Leserservice: heike.bacher@medizinverlage.de
- Fax: 0711-8931-748